LUISA MARÍA ARVIDE CAMBRA

UN TRATADO DE NEUMOLOGÍA EN ABULCASIS

Edición, traducción y estudio del tratado XXII del Kitāb al-Taṣrīf de Abulcasis Al-Zahrāwī (c.936-c.1013)

ACCI
Asociación Cultural y Científica Iberoamericana

© Obra: UN TRATADO DE NEUMOLOGÍA EN ABULCASIS
Primera edición: Mayo, 2024
© Autora: LUISA MARÍA ARVIDE CAMBRA

ISBN: 978-84-10041-17-2
Depósito Legal: M-12129-2024

© Editado por ACCI ediciones // www.acciediciones.com
Gestión, promoción y distribución: Grupo Editor Vision Net S.L.
C./ San Ildefonso 17, local, 28012 Madrid. España.
Tlf: 0034 91 5273678 // Email: pedidos@visionnet-libros.com

Disponible en librerías físicas y online.

A mi padre, siempre en mi memoria

SUMARIO

INTRODUCCIÓN

Abulcasis: Vida y Obra

Abū l-Qāsim Jalaf Ibn 'Abbās Al-Zahrāwī[1], que fue conocido en la tradición latina de varias maneras, entre ellas, Abulcasis[2], es el nombre completo mencionado en las fuentes árabes de uno de los más notables médicos y cirujanos de la historia de la ciencia en Al-Andalus. Al estudio de su figura y su obra me vengo dedicando desde hace años, y, tras un periodo en el que me he ocupado de otros importantes menesteres científicos, vuelvo a él con el mismo interés que al comienzo.

La vida de este sabio andaluz, que transcurrió en la época dorada del Califato omeya de Córdoba, está llena de lagunas, y poco o casi nada se sabe de ella. No existen datos suficientes como para asegurar la veracidad de algunas noticias acerca de

1 Véase el apartado Bibliografía, al final del libro: allí se encuentran las fuentes y los estudios sobre la figura de Abulcasis.

2 Otros nombres con los que fue conocido en la tradición latina son: Albucasis y Bucasis que, junto con Abulcasis, son alteraciones de su *kunya* Abū l-Qāsim; así como Alzaharavius, corrupción de su *nisba* Al- Zahrāwī (natural de al-Zahrā').

su biografía, y, por eso, las informaciones de las que disponemos hay que tomarlas con cierta precaución y cautela.

Nació, al parecer, en el famoso barrio cordobés de Madīna al-Zahrā' (de ahí su *nisba*[3] Al-Zahrāwī) después del año 936, ya que en esta fecha el califa Al-Manṣūr comenzó la edificación de esta ciudad.

Casi con toda seguridad alcanzó una elevada posición en la sociedad de su tiempo, puesto que ésta era una característica habitual entre los médicos de entonces, a pesar de que él mismo afirma en sus escritos que no pertenecía a la gente pudiente como la mayoría de sus colegas de la época.

También se suele aceptar como cierta la información de que dirigió una escuela privada de medicina, a la que acudían estudiantes de todas partes, atraídos por su prestigio, para escuchar sus lecciones y aprender de su boca el arte de la salud. Algunos de los tratados de Abulcasis están dedicados a estos alumnos a los que él llama "hijos", por considerarlos como tales.

Asimismo, se piensa que posiblemente llegó a ser médico de la corte de los califas omeyas de Córdoba, aunque las fuentes árabes no hacen mención de este dato. Esta creencia proviene de una referencia tomada por Conde[4], en la que no se especifica la fuente, que dice lo siguiente: "En las casas del visir 'Īsà [Yaḥyà] Ibn Isḥāq y de Jalaf Ibn 'Abbās Al-Zahrāwī, que eran dos médicos famosos por sus conocimientos en todas las ciencias y en particular por sus excelentes obras de medici-

---

3 Parte del nombre árabe clásico que hace referencia a su lugar de nacimiento o adopción, su linaje y su procedencia.

4 J.A.Conde, *Historia de la dominación árabe en España*, Madrid 1874.

na, se celebraban conferencias y reuniones de hombres expertos en física, astronomía y matemáticas. Ambos (Ibn Isḥāq y Al-Zahrāwī) eran médicos al servicio de ʻAbd Al-Raḥmān Al-Nāṣir y personas virtuosas y benefactoras. Sus casas estaban abiertas de día y de noche y en ellas se atendían las consultas médicas de los pobres".

Pero llama la atención, en contraposición con esta cita, que dos importantes historiadores de la ciencia árabe en Al-Andalus, como son Ibn Ŷulŷul y Ṣāʻid Al-Andalusī, no hagan ningún tipo de mención a Abulcasis en sus respectivos libros[5], lo que puede poner en duda la relevancia científica alcanzada por el cordobés, de la que se habla en la reseña de Conde. Además, los dos historiadores fueron casi coetáneos suyos: Ibn Ŷulŷul terminó de componer su obra, según Ibn Al-Abbār[6], en el año 377 de la hégira /circa 986, cuando Abulcasis contaba unos 50 años de edad, y con 30 años ya había compuesto parte de sus tratados. ¿Lo ignoró Ibn Ŷulŷul porque no pertenecía a la clase próxima al poder o es que no gozaba del suficiente prestigio y notoriedad como para incluirlo? Por otra parte, Ṣāʻid Al-Andalusī vivió poco después de la muerte de Al- Zahrāwī y compuso su obra en el año 460/1068, y no menciona nada de su persona ni del *Kitāb al-Taṣrīf* (Libro de la disposición médica).

Tenemos, pues, que esperar unos años después de la muerte del sabio cordobés para que se haga una referencia a él y

5 *Ṭabaqāt al-aṭibbā' wa-l-ḥukamā'*, de Ibn Ŷulŷul, ed. Fu'ād Sayyid, al-Qāhira 1374/1955; y *Ṭabaqāt al-ummam*, de Ṣāʻid Al-Andalusī, de la que hay muchas ediciones, entre ellas, por ejemplo, la de Hayat ʻUlwan, Bayrūt 1985.

6 *Kitāb al-takmila li-kitāb al-ṣila*, ed. Codera, Madrid 1915, pp.297-298.

al *Taṣrīf*. Fue Abū Muḥammad 'Alī Ibn Aḥmad Ibn Ḥazm (m.1063) quien lo cita en su célebre *Risāla fī-faḍl Al-Andalus wa-riŷālihā*[7] (Epístola acerca de la superioridad de Al-Andalus y sus hombres, llamada también "El elogio de Al-Andalus"), con grandes alabanzas a su persona y su legado. Le siguen su alumno Abū 'Abd Allāh Muḥammad Ibn Abī Naṣr Futūḥ Al-Ḥumaydī (m.1095), que destaca la relevancia científica de Abulcasis y no dice nada de que estuviera al servicio de 'Abd Al-Raḥmān III ni de ninguno de los califas posteriores[8]. Al-Ḍabbī[9] (m.1203), que copia literalmente la semblanza y la información de Al-Ḥumaydī. Y, en el siglo XVII, Al-Maqqarī[10] (m.1632), que le da el nombre de Jalaf Ibn 'Ayyās Al-Zahrāwī, transmite lo dicho por Ibn Ḥazm, y añade la información dada por Ibn Sa'īd al-Magribī (m.1286) en el *Mugrib* de que el *Kitāb al-Taṣrīf* sirvió de fuente para la materia médica de Ibn Al-Bayṭār; etcétera.

Está claro que la figura de Abulcasis no llamó suficientemente la atención de la mayoría de los historiadores de la ciencia árabe y de los compiladores andalusíes coetáneos. Esta falta de datos por parte de las fuentes árabes es la causa de las dudas sobre la veracidad de las noticias de su biografía y de las contradicciones existentes en torno a ella, de forma que casi todo se reduzca a especulaciones y elucubraciones.

---

7 Cf. Ihsan 'Abbas, *Rasā'il Ibn Ḥazm al-Andalusī*, Bayrūt 1981, p.185.

8 *Ŷaḏwat al-Muqtabis*, ed. Muhammad Ibn Tawit Al-Tanyi, al-Qāhira 1372/1952, p.195.

9 *Bugya al-multamis*, ed. Codera, Madrid 1885, p.271.

10 Cf. *Nafḥ al-ṭīb* (*Analectes sur l'histoire et la littérature des Arabs de l'Espagne*), Leiden 1855-61, II, pp. 119, 125.

En cuanto a los historiadores de Oriente, éstos son más propensos a su elogio. Por ejemplo, Ibn Abī Uṣaybi'a[11] nos dice que Abulcasis era un médico excelente, experto en los remedios simples y compuestos, y con muy "buen ojo clínico", ya que sus tratamientos eran muy eficaces. Asimismo indica que era autor de obras conocidas en el campo de la medicina y que la más importante y célebre de ellas era el *Taṣrīf*[12], un libro muy completo en esta disciplina por los conocimientos que encerraba.

Abulcasis murió alrededor del año 1013. Hay dos referencias de que su muerte se produjo a principios del siglo XI, pero tampoco se da una fecha exacta. La primera es la de Ibn Baškuwāl[13], que nos dice que murió poco después del año 400 de la hégira, es decir, 1009/1010 de la era cristiana; y la segunda es la de León el Africano[14], que nos proporciona para su muerte la fecha de 404 hégira/1013 era cristiana.

Hay un número considerable de médicos árabes de Oriente y Occidente que lo citan en su obra, entre ellos: Al-Gāfiqī (s.XI),

---

11 *'Uyūn al-anbā' fī-ṭabaqāt al-aṭibbā'*, II, Bayrūt 1979, p.85.

12 No parece que fuera así y que Abulcasis escribiera muchas obras. La estructura propia del *Taṣrīf* debió de confundir a Ibn Abī Uṣaybi'a, ya que el libro está dividido en treinta *maqālas* o tratados, los cuales están subdivididos a su vez en capítulos, y éstos, en apartados o subcapítulos; y comoquiera que en algunos manuscritos se encuentra la palabra *kitāb* en lugar de *maqāla*, esto tuvo que ser lo que indujo a error a Ibn Abī Uṣaybi'a y hacerle pensar que el médico cordobés había compuesto varias obras. De hecho, Ibn Ḥazm (Cf. Al-Maqqarī, *Nafḥ al-ṭīb*, *op.cit.*, II, p.119) también habla de "*kutub al-Taṣrīf*" ("libros del *Taṣrīf*"), pero lo más probable es que se refiriera a los tratados que componen la obra.

13 *Kitāb al-ṣila*: Al-Zahrāwī, nº 372.

14 *Tractatus de vitis philosophorum araborum*, Zurich 1664.

en su tratado de oculística (*Kitāb al-akḥāl*, Libro de los colirios); Ibn Al-'Awwām (s.XII), en su tratado de agricultura (*Kitāb al-filāḥa*); Ibn Al-Bayṭār (s.XIII), en su tratado de simples (*Mugnī fī-l-adwiya al-mufrada*, Compendio de medicamentos simples); Al-Suwaydī (s.XIII), en su *Tadkira* (Memorandum); Ṣalāḥ Al-Dīn Ibn Yūsuf (s.XIII), en su tratado de oftalmología (*Kitāb fī-l-akḥāl*, Libro de los colirios); Abū Al-Muḥassan, en su tratado sobre los ojos; Ibn Al-Quff (s.XIII), en su tratado de cirugía, etcétera.

La importancia de Al-Zahrāwī, que fue simultáneamente farmacólogo, médico, dentista, oculista y, sobre todo, cirujano, es indiscutible. Su legado ocupa un lugar de primer orden en la historia de la ciencia árabe y universal debido, entre otras cosas, a la influencia que sus aportaciones ejercieron en Europa hasta finales del siglo XVI, especialmente en el campo de la cirugía, donde fue pionero y donde consiguió revolucionar el concepto que hasta entonces se tenía de ella[15].

La obra maestra de este ilustre científico hispano-árabe es la titulada *Kitāb al-taṣrīf li-man 'aŷiza 'an al-ta'līf* (Libro de la disposición médica para aquellos que no son capaces de saberlo por sí mismos), también conocida por su nombre abreviado: *Kitāb al-Taṣrīf* (Libro de la disposición médica), o simplemente el *Taṣrīf*[16]

15 Pero, si tenemos en cuenta su importancia y la influencia científica que tuvo Al-Zahrāwī, no existen muchos estudios de su obra y, concretamente, en español apenas se encuentran solamente mis trabajos.

16 También se le atribuye la conocida con el nombre de *Kitāb fī-l-ṭibb li-'amal al-ŷarrāḥīn* (Libro de medicina para la práctica de los cirujanos) (Cf. Varios autores, "Corpus medicorum arabico-hispanorum", *Awrāq*, IV, Madrid 1981, p.84), que en realidad se trata de la *maqāla* XXX del *Taṣrīf* o una

El *Kitāb al-Taṣrīf*

Esta obra, que se encuentra recogida en treinta y nueve códices repartidos por todo el mundo[17], es de carácter enciclopédico y es uno de las composiciones médicas más voluminosas escritas en el mundo islámico. Abarca un amplio espectro del conocimiento científico de la época: teoría de la ciencia médica y la ciencia quirúrgica, práctica de ambas, dieta y farmacopea.

El libro está dividido en treinta *maqālas* o tratados, cada uno de los cuales va precedido de un título que resume su contenido:

-Tratado I. Tratado de fisiología: Acerca de los principios y los elementos básicos de la naturaleza; y acerca de los humores, las complexiones y todos los órganos del cuerpo humano.

-Tratado II. Tratado de patología: Acerca de los distintos tipos de enfermedades y dolencias del cuerpo humano: clasificación, causas, síntomas y tratamiento para su curación.

-Tratado III. Tratado de farmacología y de medicina general: Acerca de los electuarios y los opiatos que se almacenan y se guardan.

-Tratado IV. Tratado de farmacología y de medicina general: Acerca de la triaca y los remedios simples beneficiosos para todos los venenos.

---

variante de ella; esa es la impresión que saqué de la lectura que realicé del manuscrito donde está recogida: el *Ms.Deutsche Staatsbibliothek zu Berlin*, nº 6254, mf.91, durante una estancia mía en la capital alemana en 1999.

17 Sobre estos manuscritos, véase, L.M.Arvide Cambra, *Un tratado de oftalmología en Abulcasis*, Servicio de Publicaciones de la Universidad de Almería, Almería 2000, pp.13-16.

-Tratado V. Tratado de farmacología y de medicina general: Acerca de las hieras y su conservación.

-Tratado VI. Tratado de farmacología y de medicina general: Acerca de los remedios laxantes.

-Tratado VII. Tratado de farmacología y de medicina general: Acerca de los remedios que provocan el vómito y acerca de las lavativas.

-Tratado VIII. Tratado de farmacología y de medicina general: Acerca de los remedios laxantes de delicioso sabor.

-Tratado IX. Tratado de farmacología y de medicina general: Acerca de los remedios del corazón.

-Tratado X. Tratado de farmacología y de medicina general: Acerca de los electuarios hechos con mirobálanos, los supositorios y los purgantes.

-Tratado XI. Tratado de farmacología y de medicina general: Acerca de los *ŷawāriš*[18] y los *kammūniyāt*[19].

-Tratado XII. Tratado de farmacología y de medicina general: Acerca de los remedios que engordan y de los diuréticos.

-Tratado XIII. Tratado de farmacología y de medicina general: Acerca de los jarabes, los brebajes de ojimiel y los arropes.

-Tratado XIV. Tratado de farmacología y de medicina general: Acerca de las cocciones y las infusiones laxantes y no laxantes.

18 Tipo de medicamentos compuestos.

19 Tipo de medicamentos compuestos.

-Tratado XV. Tratado de farmacología y de medicina general: Acerca de las compotas, sus beneficios, su preparación, su disposición y su conservación.

-Tratado XVI. Tratado de farmacología y de medicina general: Acerca de los polvos medicinales.

-Tratado XVII. Tratado de farmacología y de medicina general: Acerca de las pastillas.

-Tratado XVIII. Tratado de farmacología y de medicina general: Acerca de las inhalaciones, los vapores, las gotas, los polvos medicinales, las mechas y los gargarismos.

-Tratado XIX. Tratado de farmacología y de cosmética: Acerca del perfume, el adorno y el embellecimiento corporal.

-Tratado XX. Tratado de farmacología y de oftalmología: Acerca de los colirios, los alcoholes, las gotas y otros remedios beneficiosos para los ojos.

-Tratado XXI. Tratado de farmacología y de odontología y estomatología: Acerca de los dentífricos para la higiene buco-dental y de los remedios beneficiosos para la cavidad oral.

-Tratado XXII. Tratado de farmacología y de neumología: Acerca de los remedios del pecho.

-Tratado XXIII. Tratado de farmacología y de medicina general: Acerca de los vendajes y sus clases.

-Tratado XXIV. Tratado de farmacología y de medicina general: Acerca de la fabricación de las pomadas.

-Tratado XXV. Tratado de farmacología y de medicina general: Acerca de la fabricación de los aceites y los ungüentos.

-Tratado XXVI. Tratado de farmacología y de nutrición: Acerca de la dieta de los enfermos y de los sanos.

-Tratado XXVII. Tratado de farmacología, de medicina general y de nutrición: Acerca de las características naturales de los remedios y los alimentos, con mención a su fuerza y sus propiedades.

-Tratado XXVIII. Tratado de farmacología y de medicina general: Acerca de la composición de los remedios y la combustión de los minerales, y su aplicación a la medicina.

-Tratado XXIX. Tratado de materia médica: Acerca de los nombres de las drogas en las diferentes lenguas, con mención de sus sucedáneos y con comentario de los que aparecen en los libros de medicina, y acerca de los pesos y las medidas.

-Tratado XXX. Tratado de cirugía: Acerca de las operaciones manuales para atajar los males y las dolencias: cauterización, reducción de fracturas de huesos, etcétera.

Esta monumental obra se nutre de muchas citas a diversas fuentes como por ejemplo: Archígenes de Apamea, Asclepiades, Cleopatra, Critón, Dioscórides, Galeno, Paulos de Egina, Ḥunayn Ibn Isḥāq, Yaḥyà (Yūḥanna) Ibn Māsawayh, Sābūr Ibn Sahl, Isḥāq Ibn Al-Hayṯam, Ibn Ŷulŷul, Yūsuf Al-Sāhir, Masiḥ Al-Dimašqī, Al-Rāzī, Ibn Al-Ŷazzār, Isḥāq Ibn 'Imrān, 'Alī Ibn 'Īsà Al-Kaḥḥāl, etcétera. También hace menciones a obras importante en la historia de la medicina y la farmacopea, como por ejemplo: *Kitāb al-nuŷḥ* de Ibn Māsawayh; *Kitāb al-sahar*, de Qusṭā Ibn Lūqā, *Kitāb al-sirr*, *Kitāb al-bugya* y *al-Kitāb al-Manṣūrī* de Al-Rāzī; *Kitāb al-mayāmir* y *Kitāb al-adwiya*, de Galeno; el libro de Paulos; el libro de Al-Masīḥ; *Kitāb al-sumūm*, de Isḥāq Ibn Al-Hayṯam; *Al-Kitāb fī-l-'ayn*, de Ḥunayn Ibn Isḥāq; etcétera. Y, finalmente, se completa con los conocimientos y la experiencia adquirida por Abulcasis a lo largo de su profesión médica.

En el ámbito de la medicina, entre los aspectos más sobresalientes y novedosos que se encuentran en el *Taṣrīf* están, entre otros, los siguientes:

1. Es el primer libro donde se describen detalladamente y con precisión la hemofilia, los quistes de hidátide, la fístula lacrimal y los pólipos en el oído.

2. Se da una explicación de un caso de hidrocefalia por defecto congénito, causado por la obstrucción del drenaje en el fluido cerebral del paciente.

3. Se introduce el concepto de lo que ahora es conocido en obstetricia como posición de Walcher.

En farmacología, se sobrepasan las aportaciones de Dioscórides, cuya *Materia médica* conoció Abulcasis a través de la versión árabe de Iṣṭifan Ibn Basīl, y se incluye la preparación de nuevos remedios, de manera que el *Taṣrīf* ocupa un lugar destacado en la aportación árabe a la farmacopea medieval.

Y en cirugía es donde Al-Zahrāwī y su obra desempeñan un papel de primer orden en la historia de la ciencia universal. El tratado XXX está dedicado por completo a esta especialidad[20] e incluye, entre otras cosas, cauterización, escarificaciones, encajamiento de huesos, sangrías, extracción de piedras de la vejiga y el riñón, extracción de instrumentos punzantes, obstetricia y uso de material quirúrgico, extirpación de pólipos, tratamiento de fracturas y heridas, métodos para detener las hemorragias, uso y empleo de diferentes tipos de hilos para coser en las intervenciones quirúrgicas, y operaciones de ojos, oídos y garganta. El tratado XXX, traducido al latín en el siglo XII por Gerardo de Cremona, fue considerado durante siglos como el manual de cirugía de Salerno, Montpellier y otras escuelas de medicina. Contiene el cuadro más antiguo de la historia de instrumentos quirúrgicos y se describen alrededor de doscientos con muchas ilustraciones e instrucciones para su correcto empleo, que influyeron en otros autores árabes, ayudaron a las fundaciones de cirugía de Europa y dejaron su huella en cirujanos cristianos de la Edad Media como, por ejemplo, Roger de Parma, Lanfranco da Milano[21], Giuglielmo da Saliceto, Girolamo Fabrici d´Acquapendente[22] y, sobre todo, Guy de Chauliac (s.XIV), cuya obra[23], en la que se cita muchas veces el *Kitāb al-Taṣrīf*, ejerció influencia en la cirugía hasta el siglo XVII.

---

20 En algunos de los restantes tratados se dan también ciertos casos de cirugía, aunque son escasos y puntuales.

21 Cf. *Chirurgia Magna*, Lyon 1270 (*editio princeps). Chirurgia Parva*, Paris 1293.

22 Cf. *Pentateuchos chirurgicum,* 1585. *De visione auditu*, 1600. *De locutione et Rius instrumentis*, 1601. *De gula ventriculo, intestinis tractatus*, 1618. *et alii.*

23 *Inventarium s. collectorium artis chirurgicalis*, conocida también como *Chirurgia Magna.*

Las aportaciones más destacadas de Al-Zahrāwī en el ámbito quirúrgico son, entre otras: elevó la consideración de la cirugía al nivel de la medicina, gracias a su capacidad de observación y su práctica cuidadosa; insistió en la utilidad de enseñar anatomía y de instruirse en cirugía; usó legras manuales para arrancar el sarro de los dientes; describió con exactitud algunas operaciones de los ojos donde empleó cuchillas y garfios; introdujo nuevas ideas sobre cauterización de heridas; enfatizó en la necesidad de las técnicas de la vivisección y la disección; perfeccionó diversas operaciones delicadas, como la extracción de fetos muertos y la amputación de miembros; aplicó escayolas y vendajes para tratar las fracturas; perfeccionó las técnicas del empaste y la prótesis dental; fue el precursor de la moderna ortodoncia, en cuanto que se refirió y discutió el problema de los dientes mal posicionados y la forma de rectificar estos defectos; etcétera.

EL TRATADO XXII DEL *KITĀB AL-TAṢRĪF*

El Tratado XXII: Características generales. Los Mss árabes: El Ms. Árabe no. 5772 de la Bibliothèque Nationale de París (f.121rº-f.139vº) y El Ms. Árabe 502 de la Süleymaniye Umūmī Kütüphanesi de Estambul (f.112-f.133)

El tratado XXII[24] del *Kitāb al-Taṣrīf* es un interesante manual de neumología, de carácter fundamentalmente farmacológico, y terapéutico, incluyendo muchas recetas de remedios, con mención de su forma de preparación, las enfermedades y dolencias que curan y los órganos para los que son beneficiosos.

Esta parte del *Taṣrīf*, como el resto de la obra y como ya he indicado con anterioridad, está muy nutrido de citas a otros autores y obras, a los que me referiré más adelante, evidenciando de nuevo la vasta cultura y la preparación científica que poseía Abulcasis

24 Este tratado se encuentra recogido en el *Ms. Bibliothèque Nationale*, París, no.5772; en el *Ms. Süleymaniye Umūmī Kütüphanesi*, Estambul, Besir Aga, no.502 (completo), no.503 (parcial), y no.504 (parcial); y Sehit Alí Pachá, no. 2020; en el *Ms. Staatsbibliothek zu Berlin-Preussischer Kulturbesitz*, Berlín, no.782; y en el *Ms. Biblioteca Apostolica Vaticana*, Borg, Arabico no.131.

En cuanto a su estructura, el tratado está dividido en tres capítulos:

- Capítulo 1º: Acerca de los remedios beneficiosos para el tratamiento de la tos caliente, las dolencias asociadas a ella y los órganos afectados. En algunas ocasiones los medicamentos descritos sirven también para la cura de otras enfermedades, padecimientos y afecciones. Incluye 62 recetas.

- Capítulo 2º: Acerca de los remedios calientes beneficiosos para el tratamiento de la tos fría, las dolencias asociadas a ella y los órganos afectados. En algunas ocasiones los medicamentos descritos sirven también para la cura de otras enfermedades, padecimientos y afecciones. Incluye 71 recetas.

- Capítulo 3º: Acerca de los remedios beneficiosos para el tratamiento de la tos intermedia entre caliente y fría, las dolencias asociadas a ella y los órganos afectados. En algunas ocasiones los medicamentos descritos sirven también para la cura de otras enfermedades, padecimientos y afecciones. Incluye 38 recetas.

El Tratado XXII comienza en el folio 121rº y termina en el folio 139vº del Ms. Árabe nº 5772 de la Bibliothèque Nationale de París, que contienen las mismas características que los folios del resto del manuscrito[25]. Por su parte, se puede leer entre las hojas 112 y 133 del Ms. Árabe 502 de la Süleymaniye Umūmī Kütüphanesi de Estambul, que igualmente posee las mismas particularidades que el resto del códice en cuestión[26]

25 Sobre las características del manuscrito de París, véase nota 51.
26 Sobre las características del manuscrito de Estambul, véase nota 52.

Como ya he observado, se trata principalmente de un interesante manual de neumología medieval, de gran valor farmacológico, y en él se recoge gran variedad de recetas sobre la forma de preparación de 171 remedios y preparados en total, repartidos en sus tres capítulos, que son beneficiosos para el tratamiento de las enfermedades del pecho y costado, aunque algunas pocas de estas prescripciones son ocasionalmente también útiles para la curación de dolencias relacionadas con otras partes del cuerpo humano. No hay ningún caso de cirugía.

Por su constitución, los remedios y los preparados descritos son: electuarios, pastillas, píldoras, tabletas, aceites, ungüentos, jarabes, pastas, vapores, caldos, pomadas, polvos, emplastos, brebajes, sahumerios, y vendajes. Y atendiendo a las propiedades terapéuticas de estos medicamentos, encontramos remedios resolutivos (analgésicos y antiinflamatorios); reparadores y regeneradores; y reconstituyentes.

A lo largo de estas páginas hay numerosas alusiones a autores de gran relieve: Galeno, Ḥunayn Ibn Isḥāq, Yaḥyà Ibn Māsawayh, Al-Rāzī, Isḥaq Ibn ʻImrān, Ibn Al-Ŷazzār, Isḥāq Ibn Sulaymān Al-Isrā'ìlī y Yaḥyà Ibn Sarafyūn (Johannes Serapion), entre otros; así como a importantes obras científicas, por ejemplo: *Kitāb al-mayāmir*, *Kitāb naṣā'iḥ al-ruhbān* y *Kitāb al-adwiya al-murakkaba*, de Galeno; *Kitāb al-aqrābāḏīn*, *Kitāb al-sirr* y *Kitāb al-Kāfī*, de Al-Rāzī; el libro de Aaron (Ahrun); el libro de Hipócrates, el libro de Masīḥ y el libro de Yūsuf Ibn Yaʻqūb (José, el hijo de Jacob); etc. A todo ello me referiré más adelante.

Como ya he dicho, el Tratado XXII está dividido en tres capítulos:

- El capítulo 1º (f.121rº-f.129rº) incluye 62 recetas de remedios beneficiosos para el tratamiento de la tos caliente y las enfermedades relacionadas con ella, aunque a veces sirven también para otros padecimientos. Se encuentra entre los folios 121rº y 129rº del manuscrito de París; y entre los folios 112 y 121 del manuscrito de Estambul.

- El capítulo 2º (f.129rº-f.135rº) incluye 71 recetas de remedios beneficiosos para el tratamiento de la tos fría y las enfermedades relacionadas con ella, aunque a veces son también útiles para otras dolencias. Se encuentra entre los folios 129rº y 135rº del manuscrito de París; y entre los folios 121 y 128 del manuscrito de Estambul.

- El capítulo 3º (f.135rº-f.139vº) incluye 38 recetas de remedios que son beneficiosos para el tratamiento de la tos entre caliente y fría, y las enfermedades relacionadas con ella, aunque a veces valen también para otros males. Se encuentra entre los folios 135rº y 139vº del manuscrito de París; y entre los folios 128 y 133 del manuscrito de Estambul.

Entre los autores citados en esta parte del tratado, tenemos[27]:

1. Isḥāq Ibn ʻImrān[28]: (1.15, 1.18, 1.27, 1.41, 3.8, 3.32) (f. 122vº, f.123rº, 124rº, f.126vº, f.136rº, f.138vº)

27 Para facilitar al lector la identificación del personaje, en cada uno de los autores se indica, entre paréntesis, el número de las recetas donde aparece su nombre y los folios del manuscrito de París, base de la traducción, donde se encuentra la cita.

28 Cf. Ibn Abī Uṣaybiʻa, *ʻUyūn al-anbā'*, II, pp.35-36; L.Leclerc, *Histoire de la médecine arabe.*, I, Paris 1876, pp.408-409; C.Brockelmann, *Geschichte*, I, p.232, y, *Supplementband*, I, p.417; F.Sezgin, *Geschichte*, III, pp.266-267; M.Ullmann, *Die Medizin*, p.125f.

Natural de Bagdad, vivió en la época de Ibn Al-Aglab (903-906), es decir, en el siglo X, y murió en Qayrawān, Túnez. Practicó la medicina en el norte de África. Fue también instructor y maestro de médicos y tuvo un papel muy destacado en el ejercicio de su profesión. Sobresalió por sus trabajos sobre botánica y, entre sus diversas obras conocidas, la titulada *al-Maqāla fī-l-malījūliyā* (Tratado acerca de la melancolía) alcanzó gran fama e influencia entre sus colegas. Dicho tratado fue traducido al latín por Constantino el Africano y de él tenemos la edición latina de 1536.

2. Galeno[29]: (1.23, 1.26, 1.55, 1.56. 1.57, 2.11, 2.12, 2.41, 2.43, 2.51, 2.57, 2.60, 3.34) (f.123v°, f.124r°, f.128v°, f.130r°, f.132v°, f.133r°, f.134r°, f.134v°, f.139r°)

Ŷālīnūs es el nombre árabe de este ilustre médico nacido en Pérgamo, Asia Menor, en el año 129, y muerto en Roma hacia el año 199. Estudió matemáticas, filosofía y medicina. En Roma fue médico de la corte y alcanzó fama y fortuna. Hábil orador, congregaba grandes auditorios a los que ilustraba con espectaculares experimentos. Su obra, procedente en gran parte de las teorías de Hipócrates y Aristóteles, perduró como principal saber médico hasta mediados del siglo XVII, gracias a la labor de transmisión de los árabes, para quienes es junto con Hipócrates una de las figuras científicas más representativas, de las más citadas y de las que ejercieron más influencia sobre ellos. Escribió más de ciento veinte libros, muchos de

29 Cf. F.Sezgin, *Geschichte*, III, pp.68-140; M.Ullmann, *Die Medizin*, pp.35-68; R.Walzer, E.I., 2ª ed., II, pp.413-414; L.García Ballester, *Galeno en la sociedad y en la ciencia de su tiempo (c.130-c.200 d.deC.)*, Madrid 1972.

ellos están perdidos en su original griego y se conocen a través de las traducciones árabes que comenzaron en el siglo VIII. Es el último gran autor de obras médicas de la antigüedad griega y se distingue como anatomista y fisiólogo. En el campo de la anatomía, enriqueció los conocimientos de la época con las descripciones de vivisecciones y disecciones de animales, que realizaba públicamente; en el hombre sólo realizó algunas disecciones confirmatorias. En el campo de la fisiología, explicaba la unidad funcional por los neumas o espíritus, considerando un neuma vital o corazón, un neuma somático o cerebro y un neuma orgánico o hígado. Realizó experimentos, descerebrando y seccionando la médula de animales, e intentó explicar fenómenos como la respiración y la fonación. Su patología era humoral, como la hipocrática, y admitía además otras alteraciones por lesiones de órganos y tejidos. En cuanto a la etiología, admitía unas causas que predisponen, y otras ocasionales e inmediatas. Aceptaba la fuerza medicatriz como el conjunto de actividades que mantienen la salud; y, por tanto, consideraba los medicamentos como coadyuvantes de esta fuerza. Es el autor más citado por Abulcasis en este tratado.

3. Al-Rāzī[30]: (1.29, 1.44, 2.13, 2.15, 2.16, 2.24, 2.47, 3.9, 3.15, 3.29) (f.124vº, f.127rº, f.130rº, f.130vº, f.131rº, f.133rº, f.136vº, f.138vº)

Abū Bakr Muḥammad Ibn Zakariyā' Al-Rāzī (865-925), conocido entre los latinos como Rhazes, nació en Rayy cerca de Teherán. Persa de nacimiento, sin duda ha sido el más

30 Cf. C.Brockelmann, *Geschichte*, I, p.233, y Supplementband, I, p.417; F.Sezgin, *Geschichte*, III, pp.274-294; M.Ullmann, *Die Medizin.*, pp.128-136.

grande y original de todos los médicos musulmanes y uno de los autores más prolíficos en lengua árabe. Fue médico jefe del hospital de Bagdad y ha sido considerado el inventor del sedal en cirugía. Sus biógrafos le atribuyen unas ciento trece obras mayores y unos veintiocho trabajos de menor extensión, de los cuales doce son sobre alquimia. Su obra capital y la más conocida e importante es *al-Ḥāwī* (El Continente), que fue traducida por primera vez al latín, bajo los auspicios de Carlos I de Anjou, por el médico judío siciliano Faraŷ Ibn Sālim en el año 1279 con el nombre de *Continens*; con posterioridad se hicieron otras cinco ediciones latinas. Este libro, de carácter enciclopédico, recoge todo el concepto médico de los griegos, persas e hindúes, y añade contribuciones propias. Se trata, en definitiva, de una obra maestra que durante siglos ejerció una notable influencia sobre el pensamiento científico del Occidente cristiano.

4. Ibn Māsawayh[31]: (1.38, 1.46, 3.31, 5.1, 5.4, 5.5) (f.126rº, f.127vº, f.138vº)

Abū Zakariyā' Yuḥannā (Yaḥyà) Ibn Māsawayh, de cuya cronología sólo se tiene la certeza del año de su muerte, 243 de la hégira/875 d.Jc., es uno de los más típicos representantes de la ciencia de su tiempo. Formado en la escuela de Ŷundīšābūr, sus conocimientos suponen una mezcla de elementos helenísticos, ideas cristianas y recetas prácticas de Oriente, cuyo re-

31 Cf. C.Brockelmann, *Geschichte*, I, p.232, y *Supplementband*, I, p.416; F.Sezgin, *Geschichte*, III, pp.231-236; M.Ullmann, *Die Medizin*, pp.112-115; P.Sbath, *Les axiomes médicaux de Yohanna Ben Massawaïh, célèbre médecin chrétien décedé en 857*, El Cairo 1934; J.C.Vadet, E.I., 2ª ed., III, pp.896-897.

sultado fue unir en un solo cuerpo la alquimia, la medicina y la astrología. Traductor de obras científicas griegas, perteneció a la *Bayt al-Ḥikma* (Casa de la Sabiduría) de Bagdad, de la que llegó a ser director, al tiempo que ejercía como médico de la corte califal donde destacó como especialista en dietética. De sus obras, que ascienden a unas cuarenta, según sus biógrafos, sólo se conservan alrededor de diez en texto árabe, siendo más numerosas las versiones latinas. Entre ellas se encuenta el *Kitāb jawāṣṣ al-agḏiya* (Libro de las propiedades de los alimentos)[32]

5. Ibn Al-Ŷazzār[33]: (1.40, 1.43, 2.33) (f.126vº, f.127rº, f.132rº)

Abū Ŷa'far Aḥmad Ibn Ibrāhīm Ibn Abī Jālid Al-Ŷazzār, célebre médico tunecino de Qayrawān, muerto hacia el año 395 de la hégira/1004-1005 d.Jc. Pertenecía a una familia de médicos, pues su padre y su tío también lo fueron. Filántropo y sabio, se preocupó en curar no solamente a los ricos y grandes, como la mayoría de sus colegas, sino también a los pobres y desheredados, para quienes compuso su libro *Ṭibb al-fuqarā'* (Medicina de los pobres), desafortunadamente perdido así como casi toda su producción médica, casi una veintena de títulos, a excepción de dos obras: *Risāla fi-abdāl al-adwiya* (Epístola acerca de los medicamentos sucedáneos) y, sobre

---

32 Véase: Amador Díaz García, "El *Kitāb jawāṣṣ al-agḏiya* de Ibn Māsawayh. Edición, traducción y estudio con glosarios", *Miscelánea de Estudios Árabes y Hebraicos*", Vol.27-28, 1978-1979, 7-63.

33 Cf. Ibn ŶulŶul, *Ṭabaqāt al-aṭibbā'*, II, pp.88-91; Ibn Abī Uṣaybi'a, *'Uyūn al-anbā'*., II, pp.37-38; C.Brockelmann, *Supplementband*, I, p.587; F.Sezgin, *Geschichte*, III, pp.304-307; M.Ullmann, *Die Medizin*, pp.147-149; Hady Roger Idris, E.I., 2ª ed., III, p.777.

todo, la célebre *Zād al-musāfir* (Viático del viajero), introducida en España por su discípulo 'Umar Ibn Ḥafṣ Ibn Bāriq, conocida en Italia y traducida al griego cuando el autor aún vivía, y al latín y al hebreo más tarde. Escribió también obras de filosofía e historia.

6. Isḥāq Ibn Sulaymān Al-Isrā'ìlī[34] (1.49, 2.58) (f.128rº, f.133vº)

Abū Ya'qūb Isḥāq Ibn Sulaymān Al-Isrā'ìlī (c.832-c.932), Isaac Judaeus, es uno de los médicos y filósofos judíos más destacados de la época de los fatimíes. Escribió en árabe varios tratados médicos y filosóficos ampliamente traducidos al hebreo y al latín. Sus obras reflejan las perspectivas aristotélicas desde el punto de vista neoplatónico y con influencia de Al-Kindī. La obra que tuvo más relevancia en su época es el *Sefer ha-Yesodot* o *Liber definitorum* (Libro de las definiciones). Es también autor, entre otras muchas, de la obra titulada *Kitāb al-ḥummayāt*, Sefer ha-Ḳadaḥot (Libro de las fiebres),[35], un tratado completo dividido en cinco libros sobre las diferentes clases de fiebre, de acuerdo con las teorías antiguas de Hipócrates y Galeno; así como del *Kitāb al-adwiya al-mufrada wa-l-agḏiya* (Libro de los remedios simples y de los alimentos), que está dividido en cuatro capítulos, el primero de los cuales fue traducido al latín por Constantino el Africano con el nombre de *Diætæ Universales*, y al hebreo por un autor anónimo con el título de *Ṭib'e ha-Me-*

34 Cf. Ibn Abī Uṣaybi'a, *'Uyūn al-anbā'* , II, pp.36-37; L.Leclerc, *Histoire*, I, p.412; C.Brockelmann, *Geschichte*, II, p.759; Umberto Rizzitano, en: Encyclopédie de l'Islam, IV, pp.116-117.

35 Esta obra fue editada y traducida al español por el P. José Llamas y publicada por el Instituto Arias Montano, Madrid/Barcelona, 1945.

zonot. Las tres partes restantes recibieron en latín el nombre de *Diætæ Particulares*, y del latín fueron traducidas al hebreo como *Sefer ha-Mis'adim or Sefer ha-Ma'akalim.*

7. Ḥunayn Ibn Isḥāq[36]: (2.7) (f.129vº)

Ḥunayn Ibn Isḥāq Al-'Ibādī, conocido en la tradición latina como Johannitius, fue el principal transmisor de la ciencia griega al mundo árabe. Es gracias a sus traducciones seguras, claras y precisas de Hipócrates y Galeno, entre otros, como los médicos árabes de la Edad Media pudieron convertirse en dignos sucesores de los griegos. Nacido en Ḥīra en el año 192 de la hégira/808 d.Jc., en el seno de una familia nestoriana, estudió medicina en Bagdad bajo la dirección de Ibn Māsawayh, entonces director de la *Bayt al-Ḥikma* (Casa de la Sabiduría). A su inmensa actividad como traductor unió la redacción de obras propias sobre los más variados temas, destacando, dentro del ámbito médico, un particular interés hacia la oftalmología. Murió en el año 260 de la hégira/873 d.Jc., siendo médico-jefe de la corte del califa Al-Mutawakkil.

8. Yaḥyà Ibn Sarafyūn[37] (Johannes Serapion) (2.68. 2.69) (f.135rº)

Yaḥyà Ibn Sarafyūn (siglo IX), médico sirio, conocido en Europa como Johannes Serapion, y comúnmente llamado Se-

---

36 Cf. Ibn Ŷulŷul, *Ṭabaqāt al-aṭibbā'*, p.68; C.Brockelmann, *Supplemenband*, I, pp.366-369; F.Sezgin, *Geschichte*, III, pp.247-256; M.Ullmann, *Die Medizin*, pp.115-119; C.Campbell, *Arabian Medicine and its Influence on the Middle Ages*, Amsterdam 1974, pp.61-62; G.Strohmaier, E.I., 2ª ed., III, pp.598-601.

37 Cf. Peter E. Pormann, *The Oriental Tradition of Paul of Aegina's Pragmateia*, Leiden 2004, p. 14.

rapion el Viejo para distinguirlo de Serapion el Joven, con el que a menudo se confunde. Se sabe muy poco de su vida, salvo que era un médico cristiano y vivió en la segunda mitad del siglo IX. Entre sus obras destacan los *Aphorismi Magni Momenti Practica de Medicina*, y el libro titulado en árabe *Al-Kunnāš* (Compendio de medicina), que ha sido publicado con diversos nombres; *Pandectae*, *Aggregator*, *Breviarium*, *Practica*, y *Therapeutica Methodus*, cuyos objetivos eran recoger y reunir en forma abreviada las opiniones de los médicos griegos y árabes sobre las enfermedades y sus tratamientos. Asimismo, tradujo algunos escritos de Alejandro de Tralles.

9. Hipócrates[38] (3.35) (f.139rº)

Hipócrates (Isla de Cos, 460 – Tesalia, c.377 a.Jc.) es el médico más relevante de la Antigüedad. Miembro de una familia de médicos, los Asclepiades, viajó por Grecia, Egipto y Asia Menor. Fue un profundo conocedor de la ciencia médica de su tiempo y, como práctico, se le considera el iniciador de la observación clínica. Dejó un conjunto muy importante de escritos, el

---

38 Buqrāṭ/Buqrāṭīs, en árabe. Cf. Ibn Abī Uṣaybi'a, *'Uyūn al-anbā'*, I, p.990. García Gual & alii, *Hipócrates. Tratados Hipocráticos*. Obra completa, 8 vols, Madrid: Editorial Gredos, 1988-2003; Edward G. Browne, *Arabian Medicine*, Cambridge 1962, pp.23-26; Malcolm C. Lyons, *Hippocrates*, Cambridge University Press, 1966; Joaquín Díaz González, *Historia de la Medicina en la Antigüedad*, Mérida 1974.
Cf. Francis Adams, *The Genuine Works of Hippocrates*, New York 1891; William Henry Samuel Jones, *Hippocrates Collected Works* I, Cambridge: Harvard University Press, 1868; Wesley D. Smith, *Hippocratic Tradition*, Ithaca & London: Cornell University Press, 1979; Francesco Lopez, *Il pensiero olistico di Ippocrate. Percorsi di ragionamento e testimonianze*, Vol. I, Cosenza: Edizioni Pubblisfera, 2004; George Sarton, *Introduction to the History of Science*, Vol.I, Baltimore 1927

Corpus Hippocraticum, donde se reúnen las doctrinas médicas más interesantes de la época, y que en la actualidad no se consideran solo obra suya, sino también de diversos médicos de su escuela. Hipócrates valoró la enfermedad desde el punto de vista de la naturaleza, sin connotaciones religiosas imperantes en ese momento, y la consideró como un proceso natural contra el que el médico debía luchar. Para lograr el diagnóstico aconsejó el examen cuidadoso del enfermo. Su figura fue mitificándose y se le han atribuido teorías y métodos que nada tenían que ver con él. Hipócrates influyó de una manera decisiva en la evolución de la medicina antigua, y, a través de Galeno, en toda la medicina medieval incluida la árabe. Consideró la salud como el equilibrio (*eucrasis*) de los cuatro humores: sangre, pituita, bilis y atrabilis, y la enfermedad es vista como la disonancia de los mismos (*discrasis*). Como ya he apuntado, estos puntos de vista fueron los dominantes entre los médicos árabe de la Edad Media. Asimismo, es bien sabido que Hipócrates enunció el famoso *Juramento hipocrático* sobre ética médica, el cual con ligeras variantes constituyó la principal fuente de la declaración de Ginebra, en 1948, sobre los principios de la moral médica.

10. Ibn Zīrak[39](3.5) (f.135vº)

Al-Ḥasan Ibn Zīrak (m. 882). Médico de Egipto, de la época fatimí de Aḥmad Ibn Ṭūlūn (835-884), mencionado por Ibn

39 Cf. https://english.ahram.org.eg/NewsContentPrint/50/0/379118/AlAhram-Weekly/0/Book-Review-Celebrity-doctors-of-the-mediaeval-Isl.aspx

Abī Uṣaybi'a en la sección de ilustres médicos egipcios de los *'Uyūn al-anbā'*, sobre el que cuenta una anécdota[40].

Como se ve, el autor más citado es Galeno, en trece ocasiones, lo cual es bastante habitual en Abulcasis. Va seguido por Al-Rāzī, con diez; Isḥāq Ibn 'Imrān y Yaḥyà Ibn Māsawayh, con seis menciones cada uno de ellos, y por Ibn Al-Ŷazzār, con tres; Yaḥyà Ibn Sarafyūn e Isḥāq Ibn Sulaymān Al-Isrā'ilī cuentan con dos referencias cada uno de ellos; y el resto (Ḥunayn Ibn Isḥāq, Ibn Zīrak y un tal Ziyād), con una sola.

En cuanto a las obras mencionadas por Abulcasis en estas páginas, tenemos[41]:

1, *Kitāb naṣā'iḥ al-ruhbān*[42] (Libro de los consejos de los monjes), de Galeno (1.23, 2.10) (f.123v°, f.130r°)

---

40 En su sección sobre "Médicos famosos en Egipto" Ibn Abī Uṣaybi'a describe el trabajo de los médicos que atendían al exigente gobernador árabe del país, Aḥmad Ibn Ṭūlūn, los cuales podrían verse obligados a pagar un precio muy alto si fracasaban. En concreto, Al-Ḥasan Ibn Zīrak al parecer no logró remediar los vómitos y la diarrea de Ibn Ṭūlūn. Y entonces le dijo: 'Creo que lo que me prescribiste hoy no era correcto'. A lo que Ibn Zīrak respondió: "Convoca a todos los médicos de Fusṭāṭ (la primera capital árabe de Egipto) a tu residencia... No te he administrado nada excepto aquellas cosas cuya composición merece tu confianza, y todas ellas estimulan la facultad de retención en tu estómago y en tu hígado". 'Por Dios', respondió Ibn Ṭūlūn, 'si no tienes éxito en el tratamiento de mi enfermedad, te cortaré la cabeza'. Ibn Zīrak sobrevivió a esa amenaza, aunque no por mucho tiempo, ya que, según Ibn Abī Uṣaybi'a la ansiedad de tratar a un paciente así finalmente lo mató.

41 Se incluye entre paréntesis el número de la receta y el folio del manuscrito de París donde aparece la cita de la obra en cuestión.

42 Cf. F.Sezgin, *Geschichte.*, III, p.126; M. Ullmann, *Die Medizin*, p.60.

2. *Kitāb Yūsuf Ibn Ya'qūb*[43] (Libro de Yūsuf Ibn Ya'qūb) (1.24) (f.123vº)

3. *Kitāb al-adwiya al-murakkaba*[44] (Libro de los medicamentos compuestos), de Galeno (1.26, 3.26, 3.27) (f.124rº, f.138rº), mencionada en tres ocasiones, que es un libro muy citado por Abulcasis en el *Taṣrīf* y por todos los médicos árabes de la época.

4. *Kitāb al-aqrābāḏīn*[45] (Libro de los medicamentos compuestos o Libro de los compuestos), de Al-Rāzī (1.32, 1.45) (f.125rº, f.127º).

5. *Kitāb al-sirr*[46] (Libro de los secretos), de Al-Rāzī (2.13) (f.130rº).

6. *Kitāb al-mayāmir*[47] (Libro de los sermones), de Galeno (2.14, 2.34, 3.25) (f.130vº, f.132rº, f.138rº).

---

43 ¿Se refiere Abulcasis al Libro de José, el hijo de Jacob?

44 Denominado también *Kitāb fī-tarkīb al-adwiya* (Libro acerca de la composición de los medicamentos). Cf. F.Sezgin, *Geschichte*, III, pp.70, 118, 316.

45 Cf. F.Sezgin, *Geschichte.*, III, p.283; M. Ullmann, *Die Medizin*, p.303.

46 *Kitāb fī-sirr ṣinā'a al-ṭibb* (Libro del secreto acerca de la medicina) o *Kitāb al-asrār* (Libro de los secretos) es una obra maestra sobre alquimia. Fue traducida al latín en el siglo XII por Gerardo de Cremona y se convirtió en la fuente del conocimiento químico de la época, hasta ser sobrepasada en el siglo XV por los trabajos de Ŷābir (Geber). Bajo el título *de De spiritibus et corporibus* fue cotejada por Roger Bacon. Cf. F.Sezgin, *Geschichte*, III, p.286.

47 Titulado también *al-Mayāmir fī-tarkīb al-adwiya bi-ḥasab amrāḍ al-a'ḍā' min al-ra's ilà-l-qadam* (Los sermones acerca de la composición de los medicamentos según las enfermedades de los órganos desde la cabeza

7. *Kitāb Ahrun*[48] (Libro de Aaron) (2.36, 2.45) (f.132vº, f.133rº)

8. *Kitāb al-Kāfī fī-l-ṭibb*[49] (Libro suficiente acerca de la medicina), de Al-Rāzī (3.30) (f.137vº)

10. *Kitāb Buqrāṭ* (Libro de Hipócrates)(3.35)(f.139rº)

11. *Kitāb Masīḥ*[50] (/Libro de *Masīḥ*) (3.36) (f.139vº)

Como se puede ver, las obras más citadas son el *Kitāb al-adwiya al-murakkaba* y el *Kitāb al-mayāmir* , ambas de Galeno, en tres ocasiones, lo cual es habitual en el *Taṣrīf*; le siguen el *Kitāb naṣā'iḥ al-ruhbān*, de Galeno y el *Libro* de Aaron, en dos ocasiones; y el resto, es decir, el *Kitāb al-aqrābādīn*, el *Kitāb al-sirr* y el *Kitāb al-Kāfī*, de Al-Rāzī; así como el *Libro* de Hipócrates y el *Libro* de Masīḥ, que cuentan con una referencia cada uno de ellos.

---

hasta los pies). Cf. F.Sezgin, *Geschichte*, III, pp. 70, 71, 73,119, 222, 264, 316, 412; M. Ullmann, *Die Medizin*, pp.48, 211.

48 Titulado *Kitāb kunnāš Ahrun* (Libro de los compendios de la medicina de Aaron) o *Kitāb al-kunnāš* (Libro de los compendios de la medicina), Pandectae Medicinae, es una obra de carácter enciclopédico, incompleta, del monje médico alejandrino Ahrun (Aaron), que vivió en la antigüedad tardía, en fecha incierta, ya que hay varias teorías al respecto, que lo sitúan indistintamente en el siglo V, VI y VII. Está dividida en 30 tratados y se dice que fue traducida del griego al siriaco por Gésios de Petra y posteriormente del siriaco al árabe por el médico judío de Basora Ibn Māsarŷawayh. Cf. Max Meyerhof, "*The Book of the Treasure*, an early Arabic Treatise on Medicine", *Isis*, vol.14, nº1, mayo 1930, p.55; George Sarton, *Introduction to the History of Science*, Vol.I, Baltimore 1927.

49 Cf. F.Sezgin, *Geschichte.*, III, p.289; M. Ullmann, *Die Medizin*, p.132.

50 Abulcasis se refiere, casi con toda seguridad, al *Kunnāš kabīr fī-l-ṭibb* (Gran compendio de la medicina), de la que es autor Abū l-Ḥasan Ìsà Ibn Ḥakam Al-Dimašqī, conocido por Masīḥ y Al-Masīḥ, que vivió por el año 225 de la hégira/año 840 d.Jc y fue médico en Damasco. Cf. Ibn Ŷulŷul, *Ṭabaqāt al-aṭibbā'*, I, pp.120-121 F.Sezgin, *Geschichte.*, III, pp.227-228; M. Ullmann, *Die Medizin*, p.147-149..

A continuación, se ofrece la edición bilingüe del Tratado XXII, es decir, la transcripción del texto árabe y su traducción al español, tomando como base el manuscrito árabe nº 5772 de la Bibliothèque Nationale de París[51], cotejado para la edición crítica con el manuscrito árabe nº 502 de la Süleymaniye Umūmī Kütüphanesi de Estambul[52], según la edición facsímil de Fuat Sezgin, publicada en 1986 por el Institute for the History of Arabic-Islamic Science, de la Johann Wolfgang Goethe-Universität Frankfurt. No hay notables diferencias entre ambos, y cuando las hay, se especifican en nota en la traducción.

---

51 Este manuscrito posee las siguientes características: 181 folios; doble paginación; letra negra oriental; fácil lectura; misma mano; 25 líneas por página; 27(21) x 17(12) cms. de dimensión; encabezamientos y epígrafes destacados en letra más grande y de color rojo; algunos reclamos y notas marginales; buen estado de conservación en general, aunque hay folios con manchas de humedad y restos de escritura. En el último folio (f.181rº) aparece la fecha de la terminación de la copia: el 3 de Šawwāl del año 860 de la hégira, es decir, el 4 de septiembre de 1456 de la era cristiana, así como el nombre del copista: Muḥammad Ibn ʻAlī Ibn Sawdūn Al-Ibrāhīmī Al-Ḥanafī, que vivió en el siglo XV y al parecer era de El Cairo; pertenecía a una conocida familia de intelectuales sufíes y gozó de fama como copista. Véase: Al-Sakhāwī, *Al-Ḍaw' al-lāmi'*, VIII, El Cairo 1354, p.184.

52 Este manuscrito posee las siguientes características: 580 folios; paginación única; 33 líneas por página, excepto algunas que tienen 31; única foliación; letra negra oriental, pequeña y bien puntuada; difícil lectura; misma mano; sin anotaciones marginales; 16 x 23,5 cms. De dimensión de caja; sin encabezamientos ni epígrafes destacados; todo el escrito fluye como un único texto hasta el final; buena conservación; no aparece nombre del copista; la fecha de la terminación es el día 18 del mes de Ramaḍān del año 902 de la hégira, que se corresponde con el sábado 20 de mayo de 1497 de la era cristiana; es, por tanto, un manuscrito posterior al de París, aunque ambos códices datan del siglo XV y, como ya he dicho, no hay importantes diferencias entre ellos.

El Tratado XXII: Texto árabe

بسم الله الرحمان الرحيم ٠

المقالة الثانية والعشرون من كتاب التصريف للزهراويّ ٠ هذه المقالة خصّصتها بأدوية علل الصدر من السعال والقرحة في الرئة وخشونة الصوت وضيق النفس والبهر ونفث الدم والقيح والنسمة وعلّة الانتصاب والدبيلات وما جانس ذلك ٠ وعقدتها جامعة قائمة بنفسها غير محتاجة إلى سائر المقالات إلّا في القليل الشاذّة ٠ فمتى ضاف على الطبيب منها فليصفح مقالة الأدوية ومقالة المعاجن ومقالة السفوفات ومقالة الأقراص ومقالة البخورات والضمادات فيجد الطالب بغيته ويقف على المرا د٠

فقسّمت هذه المقالة على ثلاثة أبواب :

١) الباب الأوّل في أدوية السعال الحارّ٠

٢) الباب الثاني في أدوية السعال البارد٠

٣) الباب الثالث في الأدوية التي تقرب من الاعتدال في الحرّ والبرد٠

١) الباب الأوّل في أدوية السعال الحارّ

١.١) صفة لعوق حبّ السفرجل النافع من السعال اليابس وخشونة الصدر وبحّة الصوت وينفع المسلولين ويصلح للأطفال الذين غلب عليهم الجفوف من الحرّ : يؤخذ حبّ سفرجل نصف أوقيّة ، وماء حارّ نصف رطل فيضرب فيه ضرباً جيّداً حتّى يرخى اللعاب ٠ ثمّ يستخرج برفق

ويستقصى حتّى لا يبقى فيه شيء ۰ ثمّ يضاف إليه نصف رطل فانيذ خزائنيّ ونصف أوقيّة دهن بنفسج عراقيّ ويحمل الجميع على نار لطيفة يحرك بلطف إلى أن ينعقد ويأتي في قوام الفالود ويلعق منه كلّ يوم وفي كلّ حين وعند النوم فإنّه غاية ۰ فإن أصاب العليل حرّ شديد جعل بدل الماء عصير الرمّان الحلو فإنّه غاية۰

٢.١) صفة لعوق نافع من السعال والقيح ونفث الدم ويقطع العطش ويسكّن الحرارة وينفع المسلولين والمصدورين : يؤخذ عشرون عنابة وأربعون سبستانة وخمس حبّات تين ، عود وسوس مجرود مرضوض منقا من كلّ واحد أوقيّة ، برشاوشان خمسة دراهم ۰ يطبخ ذلك بخمسة أرطال ماء حتّى يبقى رطل ويصفّى وينعقد بربع رطل فانيذ ومثله ربّ العنب ويؤخذ لبّ القثّاء والخيار ولبّ حبّ القرع ولبّ بزر البطّيخ وبزر رجلة من كلّ واحد أربعة دراهم ، كثيراء [١٢١ب] وصمغ عربيّ وربّ سوس ونشاستج وبزرالخشخاش أبيض ولوز حلو من كلّ واحد وزن درهمين ۰ يدقّ ويعجن بالدواء المعقود ويرفع في إناء ؛ والشربة منه خمسة دراهم۰

٣,١) صفة لعوق نافع من عسر النفس والسعال المتولّد عن علّة في الرئة والحجاب فيسهل النفس : يؤخذ من أصول السوس المجرود وفانيذ ساذج وبزر خشخاش أبيض من كلّ واحد أربعين درهماً ، كثيراء بيضاء وربّ سوس ودقيق باقلّى من كلّ واحد عشرون درهماً ، لوز مقشّر وصمغ عربيّ وأنيسون ونشاستج من كلّ واحد عشرة دراهم ۰ يدقّ ذلك وينخل ويعجن بكفايته من العسل المنزوع الرغوة ويؤخذ منه مثقال أو مثقالين فإنّه مجرّب۰

٤,١) صفة لعوق لمن في صدره ضيق نفس ولمن في رئته علّة ونفث الدم وقيح : يؤخذ دقيق باقلّى ولوز حلو مقشور من كلّ واحد عشرون دراهم ، كثيراء بيضاء وعلك أنباط من كلّ واحد خمسة دراهم ، بزر قثّاء سبعة دراهم ، زعفران درهم ، بزر قثّاء سبعة دراهم ، زعفران درهم ، بزر خشخاش خمسة عشر درهماً ۰ يدقّ وينخل ويضاف العلك مع ستّين درهماً ربّ عنب وتعجن به الأدوية ويؤخذ منه عند النوم وبالغداة كلّ دفعة مثقالين۰

١,٥) صفة لعوق نافع لوجع الصدر وضيق النفس والسعال الحادث من الحرارة واليبوسة : يؤخذ سبستان كفّ ، عناب خمسون حبّة ، أصل السوس الأعلى زنة عشرين درهماً ، بزر خطميّ مثله . تطبخ هذه الأدوية في سبعة أرطال ماء حتّى يبقى منه رطلان ويخلط معه الميبختج وزن رطل ومن الفانيذ الأبيض نصف رطل ويطبخ بنار ليّنة حتّى يصير في قوام العسل الخاثر ويلعق منه ٠ وإن حببت أن تصير معه من دقيق الباقلّى المنخول بحريرة شيئاً حتّى يتعجّن به كان أبلغ في ترطيبه ٠

١,٦) صفة لعوق يجلو الكيموسات الدمويّة الكائنة في الصدر وينفع من الحمّى ويدمل الصدر والجراح في الرئة : يؤخذ نشاستج حنطة وحبّ سفرجل مقشور من كلّ واحد خمسة دراهم ، باقلّى مسحوق وحبّ بطّيخ مقشور وبزر خطميّة وطين أرمنيّ من كلّ واحد تسعة دراهم ، صمغ وكثيراء بيضاء من كلّ واحد ثلاثة دراهم ٠ يدقّ وينخل ويلتّ بدهن بنفسج ويعجن بميبختج ويلعق منه في كلّ غداة ويوالى عليه إذا كانت المعدة خالية ٠

١,٧) صفة لعوق السلّ وقرحة الرئة والسعال : يؤخذ من الباقلّى [١٢٢أ] أوقيّة ونصف ، نشاستج وكثيراء بيضاء وصمغ عربيّ من كلّ واحد نصف أوقيّة ، بزر بطّيخ أوقيّة ، زبيب مطبوخ ولوز وبنفسج أوقيّتان ٠ يعجن بنبيذ ؛ والشربة منه خمسة دراهم ٠

١,٨) صفة لعوق يليّن البطن ويذهب الخشونة من الصدر وينقي الرئة وينفع من السعال الذي يكون من الحرّ : يؤخذ من خيار ثلاثة أواقيّ ، عناب وسبستان من كلّ واحد نصف رطل ٠ يطبخ بعشرة أرطال ماء حتّى يبقى الثلث ويلقى عليه بنفسج يابس ثلث رطل ؛ والشربة منه ثلاثة درهم ٠

١,٩) صفة لعوق ينفع لمثل ذلك ويليّن الصدر ويذهب السحج والخشونة والسعال المفرط : يؤخذ الشعير المنقا عشرون درهماً وعشرون عناباً وأربعون سبستانة وخمس حبّات تين وعشرة دراهم زبيب منزوع العجم وأصل السوس مثله وبرشاوشان درهمان ٠ يطبخ بأربعة أرطال ماء

حتّى يبقى رطل ويعقّد بأوقيّة فانيذ وثلاث أواقيّ ماء قصب السكّر وثلاث أواقيّ ماء رمّان أملس فإذا انعقد ألقي عليه بزر خيار وقثّاء وبطّيخ وقرع وبزر البقلة الحمقاء من كلّ واحد ثلاثة دراهم ، ربّ السوس درهمان ، نشاستج ثلاثة دراهم ٠ يهيّأ ويستعمل ٠

١٠,١) صفة لعوق الخشخاش النافع من السعال والبهر والنسمة وهو عجيب : يؤخذ بزر قثّاء وبزر بطّيخ وبزر قرع مقشورة كلّها وبزرخسّ وكثيراء بيضاء ولوز حلو مقشور ودقيق شعير منخول وأصول السوس مجرود الأعلى من كلّ واحد عشرة دراهم ، بزر رازيانج وأنيسون وزعفران ونشاستج وبزر سفرجل من كلّ واحد ثلاثة دراهم ، بزر خشخاش أبيض أربعون درهماً ٠ يدقّ وينخل ويعجن بوزن رطل من ربّ العنب الطريّ ويرفع في برنيّة ملساء الداخل ؛ والشربة منه مثقلان بالغداة وعند النوم بماء الشعيرالحرّ ٠ وينفعه فيما بين ذلك يحشو الشعير والنشاستج بدهن اللوز الحلو والفانيذ ، وبالعشى أكارع معز وفراريخ ذكران أوعصافير سمان بخاصّة مطبوخة أو رجلة أو بقلة يمانيّة ٠

١١,١) صفة لعوق خشخاش لابن ماسويه مجرّب لجميع العلل التي تعرض في الصدر مع حرارة وضيق النفس : يؤخذ خشخاش أبيض ثلاثون درهماً ، بزر خطميّ وكثيراء وصمغ عربيّ وقثّاء وبزر سفرجل من كلّ واحد سبعة دراهم [١٢٢ب] عرق سوس مجرود مرضوض عشرون درهماً ، بزرقطوناء خمسة دراهم ٠ ينقع الجميع في خمسة أرطال ماء مطر يوماً و ليلة ٠ ثمّ يطبخ بنار ليّنة حتّى يذهب النصف ٠ ثمّ يصفّى ويؤخذ ذلك الصفو ويلقى عليه من ربّ العنب رطل ومن الفانيذ ثلث رطل ٠ ثمّ يعاد إلى النار ويطبخ إلى أن ينعقد ثمّ ينزل عن النار ويترك ويبرد ثمّ يرفع في برنيّة ملساء ويستعمل منه مقدار ما يختار ٠

١٢,١) صفة لعوق خشخاش آخر شريف نافع من نفث الدم ومن الحمّى الحادّة ووجع الصدر والسعال والشوصة : يؤخذ ورد أحمر منزوع الأقماع وصمغ عربيّ من كلّ واحد أربعة دراهم ، نشاستج الحنطة وكثيراء بيضاء وحبّ خشخاش من كلّ واحد درهمين ، طباشير وزعفران من كلّ

واحد وزن درهم ، ربّ سوس درهمان ٠ يدقّ وينخل ويعجن بمثلّث معقود ويشرب مع الترنجبين أو طبيخ الزوفاء ويستعمل ٠

١٣,١) صفة لعوق خشخاش آخر ينفع السعال القديم والحديث ويسهل النفث وهو عجيب مختبر لعلل الصدر : يؤخذ أصل السوس وحبّ الخشخاش وكثيراء بيضاء وفانيذ وساذج من كلّ واحد ثلاثون درهماً ، صمغ عربيّ وربّ سوس ووجّ ودقيق باقلّى وبزر رازيانج عريض وبزر خسّ ونشاستج وبزر رجلة وبزر خطميّ من كلّ واحد عشرة دراهم ، بزر قثّاء وبزر بطّيخ وبزر قرع حلو مقشورة من كلّ واحد خمسة دراهم ٠ يدقّ وينخل ويعجن بعسل منزوع الرغوة ؛ والشربة منه ثلاثة دراهم ٠

١٤,١) صفة لعوق يشفي الخشونة في الصدر بلبن الأتن و للصبيان بلبن النساء وينفع من الحرارة والخشونة : يؤخذ ربّ السوس وكثيراء بيضاء وفانيذ من كلّ واحد أربعة دراهم ، لعاب سفرجل يابس وزن درهم ٠ تجمع هذه الأدوية بعد السحق والنخل وتعجن بعسل منزوع الرغوة ودهن لوز وسمن البقر وزبد ويستعمل فإنّه نافع إن شاء الله تعالى ٠

١٥,١) صفة لعوق خشخاش لإسحاق بن عمران نافع لكلّ علّة تحدث في الصدر من النزلات مع كثرة السعال : يؤخذ من عرق السوس المجرود بعد دقّه ونخله مرار ثلاثون درهماً ، فانيذ وساذج ولوز حلو مقشور من قشره من كلّ واحد ستّة وثلاثون درهماً ، كثيراء بيضاء وصمغ عربيّ ودقيق باقلّى من كلّ واحد أوقيّة ، دقيق شعير [١٢٣أ] عشرة دراهم ، كزبرة بير وبزر رازيانج وأنيسون وبزر البقلة الحمقاء من كلّ واحد أوقيّة ، بزر خشخاش عشرون درهماً ٠ يدقّ كلّ واحد وينخل ما تحبّ نخله ويعجن بعسل منزوع الرغوة ويرفع في برنيّة ملساء ويستعمل على قدر عوارض العليل ٠

١٦,١) صفة دواء ينفع من السعال اليابس وكثرة النوازل إلى الرئة : يؤخذ من الخشخاش فيطبخ بالميبختج ويجعل عليه دهن لوز ويعقد به ويؤخذ منه في كلّ واحد مثل البيضة ٠

١٧,١) صفة لعوق الطباشير النافع للسعال الخشن وقروح الرئة من الحرارة : يؤخذ صمغ عربيّ ونشاستج وخشخاش أبيض من كلّ وحد ثلاثة أساتير ، زنجبيل وكثيراء بيضاء وقاقلّة من كلّ واحد درهم ، سكّر أبيض عشرون درهماً ، طباشير أربعة دراهم ، حبّ قثّاء مقشّر وحبّ لوزحلو ولوز الصنوبر مقشور من كلّ واحد ثمانية دراهم ٠ يدقّ الجميع ويعجن بعسل وسمن أو زبد ويصير في إناء وقد يزاد في كمّيّته الكثيراء خمسة دراهم فيكون أبلغ بإذن الله عزّ وجلّ ٠

١٨,١) صفة دواء وصفه إسحاق ينفع لمن في قصبة رئته قرحة لا يستطيع شرب الدواء لضعف بدنه : يؤخذ بزر خسّ وبزر قثّاء وبزر بطّيخ وبزرقطوناء وبزر رجلة وكثيراء بيضاء وحبّ سفرجل من كلّ واحد خمسة داهم ٠ يجمع الكلّ بعد الدقّ والنخل ويعجن بربّ العنب الطيّب الرائحة ويجعل تحت اللسان كلّ يوم منه وزن درهمين بالغداة والعشى فإنّه عجيب ٠

١٩,١) صفة دواء نافغ من بحح الصوت العارض من الحرّ ومن وجع الحنجرة والانقطاع من ذلك ويطفئ الحرارة ويسكن العطش : يؤخذ صمغ عربيّ وكثيراء بيضاء وبزر قثّاء مقشور من كلّ واحد وزن درهم ، ربّ سوس ونشاستج الشعير أو الحنطة من كلّ واحد درهمان ٠ يعجن بميبختج أو برغوة حبّ سفرجل أو البزرقطوناء ويحبّب ويجفّ في الظلّ ويصير منه حبّة تحت اللسان بالغداة وبالعشى ٠

٢٠,١) صفة حبّ نافع من السعال الحادث من الحرارة وانقطاع الصوت ويسكن العطش : يؤخذ لبّ بزر القثّاء مقشور ستّة دراهم ، ربّ سوس سبعة دراهم ، بزر البقلة الحمقاء ثمانية دراهم ٠ يدقّ ذلك ويعجن ببياض البيض ويتّخذ منه حبّاً أمثال الحمّص ويجفّف في الظلّ ويمسك منه تحت اللسان ٠

٢١,١) صفة دواء [١٢٣ب] لطيف يسهل أصحاب السعال إذا احتاجوا إلى ذلك ولا يؤذي الصدر وينفع من ضيق النفس وخشونة الصدر : يؤخذ من ورق البنفسج مسحوقاً وزن ثلاثة دراهم ، لبّ خيارشنبر منقا من حبّه وقصبه عشرة دراهم ٠ يحمل الخيارشنبر على النار بعد تصفيته ويعقد بأوقيّتين من ربّ عنب فإذا أتمّ الانعقاد خلط فيه البنفسج المسحوق وزن نصف درهم مجمودة ويخلط الجميع ويشرب منه محلولاً في ماء قد طبخ فيه عناب ومخّاطا وزبيب منزوع العجم ؛ والغذاء فرّوخ صغير ٠

٢٢,١) صفة شراب البزرقطواء النافع لمن شكا برساماً وورماً في دماغه حتّى خولط وكان به حرارة وسعال وخشونة وجفوف وحمّى مطبقة وعطش : يؤخذ بزرقطوناء منقع في ماء الدلّاع يوماً وليلة ٠ ثمّ يستخرج لعابهما بمنخل صغير ويعقد بربّ العنب الأملس الشديد للحلاوة ويؤخذ من ذلك رطل ٠ ثمّ يؤخذ كثيراء بيضاء وصمغ عربيّ ولبّ بزر خيار ولبّ بزرقثّاء ولبّ بزر سفرجل ولبّ بزر قرع ونشاستج وصندل أحمر وبزر رجلة وبزر خطميّ من كلّ واحد مثقالان ٠ يدقّ دقّاً نعماً ويخلط بالمعقود ويستعمل منه كلّ يوم بالغداة أربعة دراهم وعند النوم كذلك ؛ والغذاء ماء الشعير المطبوخ فيه سرطان نهريّ ومخّيطا وهذا الدواء لا نظير له ٠

٢٣,١) صفة أقراص من كتاب نصائح الرهبان نافعة لنفث الدم واستطلاق البطن ألّفه جالينوس لغلام من أبناء الثلاثين وانتفع به ٠ أخلاطه : كهرباء محرق مغسول وبسد محرق وأقاقيا مغسولة وصمغ عربيّ مقلوّاً وطباشير وورد أحمر من كلّ واحد عشرة دراهم ، أفيون ومصطكى من كلّ واحد نصف درهم ٠ الشربة قرص بماء بارد عند النوم ، وإن تركت هذه الأقراص بجميع أجزاءها كان أتمّ لعملها ٠

٢٤,١) صفة دواء للسلّ والدقّ من الحرارة ممّا جرّبته من كتاب يوسف بن يعقوب : يؤخذ عشرون عنابة وخمسون سبساتنة وخمس حبّات تين وعشرة دراهم زبيب منزوع العجم وأصل السوس خمسة عشر درهماً ، شعير مرضوض مقشور عشرة دراهم ، بزر خشخاش أبيض تسعة

دراهم ، بزر خطميّ وكثيراء بيضاء وحبّ آس من كلّ واحد خمسة دراهم ، برشاوشان ثلاثة دراهم ٠ يطبخ الجميع بثلاثة [١٢٤ أ] أرطال ماء حتّى يبقى النصف ويصفّى ويسقى منه أربع أواقيّ كلّ يوم ببنفسج ودهن حبّ القرع فإنّه نافع ٠

٢٥,١) صفة لعوق سعالي نافع من النسمة مسهّل لنفث الدم ويحلّل أورام الحجاب المتّصل بأنابيب الرئة من البرد : يؤخذ دقيق باقلّى وزن عشرين درهماً ، نشاستج عشرة دراهم بزر قثّاء وبزر بطّيخ وبزر خيار مقشّرة من كلّ واحد سبعة دراهم ، بزر خطميّ وكثيراء بيضاء وأصل السوس وعلك البطم من كلّ واحد خمسة دراهم بزر، خشخاش أبيض ثلاثون درهماً ٠ يدقّ كلّ واحد وحده ويداف العلك مع مئة درهم عسل مصفّى أبيض ٠ ثمّ يعجن به الدواء ويجعل بنادق لكلّ بندقة مثقالين ويؤخذ منه واحدة ويجعل تحت اللسان ويمتصّ ويبلع ما ذاب منها ٠

٢٦,١) صفة دواء يصنع بالخشخاش ينفع من النزلات التي تنزل إلى الرئة وينضجها أيّ علّة كانت ويسكّن العطش ويجلب النوم من كتاب جالينوس في الأدوية المركّبة : يؤخذ الخشخاش الطريّ ألف ومئتا خشخاشة وزعفران خمسة مثاقيل ، وبعض الناس يلقي فيه عشرة مثاقيل ، وعصارة لحية التيس عشرة مثاقيل ، قاقيا مثله ٠ يصلح الخشخاش بماء المطر ثمّ يعتقد ذلك الماء بالعسل ويلقى عليه العقاقير حتّى يصير مثل اللعوق ٠ يرفع ويستعمل بأن يؤخذ منه غداً وعند النوم ملعقة ٠

٢٧,١) صفة دواء لإسحاق بن عمران نافع من ضيق النفس وسعال اليابس : يؤخذ أصل السوس مجرود مرضوض وبزر خيار وبزر قثّاء مقشور وسمسم ولوز حلو وكثيراء بيضاء من كلّ واحد عشرة دراهم ، حبّ سرجل مقشور خمسة دراهم ، زعفران وزن درهم ، بزر خشخاش أبيض ثمانون درهماً ٠ يدقّ الجميع وينخل ويخلط بوزن مئة درهم ربّ عنب طيّب و يعمل منه بنادق وزن كلّ بندقة ثلاثة دراهم ٠ يؤخذ منه بالغداة بندقة وعند النوم بندقة ويوضع تحت اللسان ويمصّ قليلاً ويتحسّا بعدها حسو نشاستج بدهن لوز حلو وفانيذ ، وبالعشى مزورة

قطف بدهن لوز أو فرّوج مسلوق أو بيض مشويّ أو إطرية بدهن سيرج وسكّر ويمتصّ ماء الرمّان الحلو والتفّاح واللوز الأخضر ويؤكل قلوب الخسّ الناعم ولبّ الفقّوس والقثّاء والخيار ٠ هذا يصلح للمحرورين والمسلولين [١٢٤ ب] وهو مبرد ومطفئ ٠

٢٨,١) صفة دواء عجيب للسعال القديم والحديث إذا كان السعال مع حرّ شديد وحرقة الصدر والسعال الذي لا يطرح مع شيئاً مجرّب : يؤخذ بزرقطواء رطل بالفلفا منقا من ترابه وغلّته ويصير في قدر مزجّجة ويجعل عليه عشرون رطلاً من الماء العذب ويوقد تحته بنار ليّنة حتّى ينتصف الماء ٠ ثمّ يبادر تصفيته وهو حارّ بغربال شعر ويؤخذ ذاك اللعاب الذي يصفّى من البزرقطوناء فيردّ إلى القدر ويلقى عليه وزن رطلين من ربّ العنب الحديث وسكّر بياض ويوقد تحته بنار ليّنة ويحرك حتّى يصير ثخانة العسل وفي خلال ذلك يلقط الرغوة ٠ ثمّ يصفّى وهو حارّ بغربال شعر ثمّ ينزل عن النار ويبرد ويجعل في قارورة ثمّ يؤخذ بزر قثّاء وبزر بطّيخ وبزر قرع حلو مقشور من كلّ واحد خمسة عشر درهماً ، نشاستج ولوز حلو مقشور وحبّ الصنوبرالكبير من كلّ واحد خمسة عشر درهماً ، صمغ عربيّ وكثيراء بيضاء من كلّ واحد عشرة دراهم ، أصل السوس مجرود مدقوق منخول سبعة دراهم ، أنيسون سبعة دراهم ، حبّ سفرجل مقشور وزن ثلاثة دراهم ، زعفران ثلاثة دراهم ، أفيون درهم ونصف ، ترنجبين عشرة دراهم فإن كان السهر كثيراً فليضف إليه وزن عشرين درهماً ، حبّ خشخاش أبيض خمسة دراهم وخمسة دراهم بنج أبيض ٠ يدقّ ذلك كلّه وينخل واحداً واحداً ويعجن بالعسل الذي أصلح أوّلاً حتّى يصير إلى حال الجوارش لانعقاده لا غليظاً ٠ ثمّ يرفع ويكون هذا اللعوق بين يدي العليل يتناول منه متى أحبّ في ليل أونهار ملعقة وزنها ثلاثة دراهم أوأربعة ويوضع تحت اللسان ويمتصّه قليلاً قليلاً ويبتلعه ولا يكثر منه بالنهار ويقتصرعليه فإنّه جيّد ٠

٢٩,١) وممّا ذكره الرازيّ للسعال اليابس مع خشونة الصدر ينبغي أن يعطي العليل كلّ يوم من البنفسج المربّا السكّريّ وماء الشعير ويغدا بالباقلّا المقشور مع دهن اللوز الحلو وإنفاناخ

ويمضغ في فيه هذا الحبّ ٠ وصفه : يؤخذ ربّ السوس وسكّرنبات من كلّ واحد عشرة دراهم ، نشاستج وكثيراء بيضاء ولوز مقشور من كلّ واحد خمسة دراهم ٠ يجمع بلعاب السفرجل ويوضع تحت اللسان كلّ وقت يحتاج إليه ٠ رسم [١٢٥ أ] طعام لصاحب السعال الحارّ : حسو الشعير المحكم الصنعة مطيّب بدهن لوز حلو وسكّرطبرزد وفانيذ خزائنيّ بشراب بنفسج وفاكهته ، وزبيب وتين وقصب السكّر ورمّان حلو ويتّخذ له ألوان الباقلّى المقشور ويفتعل أيضاً بالخشخاش ويكون شرابه الجلّاب ٠

١،٣٠) صفة حسو للسعال اليابس غير النضيج : يؤخذ من الباقلّى الكبار الأبيض ملء كفّ يرضى ويقشر من قشره ٠ ثمّ يدقّ وينخل بمنخل صفيق ويؤخذ منه ثلاثون درهماً ٠ يسحق كلّها وينقع نخال حوّارى في ماء عذب يغلى ساعة ٠ ثمّ يمرس ويصفّى ويرمى بالنخالة ويضاف ذلك الصفو إلى سائر الأدوية مع عشرة دراهم دهن لوز ودهن سمسم ويوقد تحته ويحرك لئلّا يحترق فإذا أنضج فأنزله وهو رقيق ويتحسّى منه العليل قليلاً قليلاً وفيه فضل حرارة ٠

١،٣١) صفة حسو آخر نافع من السعال القريب العهد والحمّى : يؤخذ من نخالة الحوّارى كفّ فينقع في الماء العذب ساعة ؛ ثمّ يصفّى بخرقة صفيقة ويصير فيه سبعة دراهم نشاستج وعشرة دراهم سكّر أبيض وخمسة دراهم دهن لوز حلو ودهن شيرج ويرفع على نار ليّنة ويحرّك تحريكاً دائماً فإذا نضج فأنزله وحسه للعليل والذين حالهم وطبائعهم ليست حارّة فاجعل لهم فيه نصف درهم زعفران ٠

١،٣٢) صفة شراب خشخاش من كتاب أقراباذين نافع من السعال اليابس والسلّ وعسر النفس والنوازل والسعال الذي يسهّر بالليل : يؤخذ خشخاش أبيض وأسود من كلّ واحد مئة درهم ، بزر خسّ وبزر بنج من كلّ واحد ثلاثون درهماً ٠ يجمع ذلك ويطبخ بخمسمئة درهم ماء حتّى يصير إلى مئتي درهم ٠ ثمّ يصّفى ويلقى عليه ثلاثون درهماً بزر خسّ ولعاب البزرقطوناء ووزن مئة درهم ميبختج ويطبخ حتّى يغلظ ويستعمل ٠

١,٣٣) صفة دواء نافع من السعال الذي مع حرارة شديدة والنفث إلى الغلظ ويمنع خروجه : يؤخذ برساوشان عشرة دراهم ، بزر بطّيخ خمسة دراهم ، لكّ وبزر خيار ودقيق باقلّى من كلّ واحد خمسة دراهم . يجمع ذلك مدقوقاً منخولاً ويعجن بشراب بنفسج . الشربة منه أربعة دراهم .

١,٣٤) صفة أقراص الخشخاش النافعة من السعال [١٢٥ ب] اليابس الذي لا يحتاج إلى النفث والنوازل : يؤخذ خشخاش أبيض ثلاثون درهماً ، بزر قرع وبزر خيار وبزر بنج أبيض من كلّ وحد خمسة عشر درهماً . يجمع جميعها مدقوقة منخولة معجونة بلعاب البزرقطوناء ويعمل أقراصاً من ثلاثة دراهم . الشربة منه قرص واحد بشراب الخشخاش وماء الشعير وهو جيّد للسعال الذي معه حرارة ونفث أصفر رقيق .

١,٣٥) صفة حبّ يسمّى مانع السعال يصلح للسعال اليابس المقلق بالليل إذا كان معه حرارة ويمنع النوازل : يؤخذ أفيون ونشاستج وصمغ وربّ السوس من كلّ واحد جزء . يجمع ذلك مدقوقاً منخولاً ويعجن ويتّخذ حبّا أمثال الحمّص ويشرب منه ثلاث حبّات وهو يصلح للصبيان الذين يبقون مع شدّة السعال .

١,٣٦) صفة دواء يليّن طبيعة أصحاب السعال اليابس ولمن صارت علّة الذبول وكانت القوّة المتمكّنة : يؤخذ نوّار بنفسج وزن درهمين ومن السقمونيا أربعة دوانيق . يسحق الجميع وينخل ويغلى في ماء الشعير المحكم الصنعة المطبوخ و ماء العناب والمخّيطا وساذج وأوقيّة دهن اللوز الحلو فإذا انقضى إسهاله سقي من بعد ذلك درهمين ونصف بزر قثّاء مقشور مسحوق ومثل الجميع بزر خشخاش أبيض مسحوق مضروب ذلك كلّه في ماء قد طبخ فيه عنات ومخّاطا وإجّاص ، يدوم عليه أيّاماً حتّى يخفّ وجعه .

١,٣٧) صفة المعجون الصغير النافع للربو والسعال اليابس مع حرارة : يؤخذ ربّ السوس وبنفسج يابس من كلّ واحد عشرة دراهم ، نشاستج وكثيراء وبزر خطميّ وبزر قثّاء وبزر خيار

وبزر البقلة الحمقاء وبزر الرازيانج من كلّ واحد وزن درهمين ٠ يعجن الجميع بعد السحق والنخل بلعاب البزرقطوناء ؛ والشربة منه ثلاثة دراهم إلى أربعة دراهم ٠ ويسقى مطبوخ الزوفاء الصغير وهذه صفته : يؤخذ تين أصقر عشرة دراهم ، عناب مثله ، سبستان ثلاثون حبّة ، زبيب منزوع العجم عشرة دراهم ، حبّ سفرجل وبزرقطوناء وبزر خطميّ وبنفسج يابس من كلّ واحد عشرة دراهم ٠ يطبخ الجميع بثلاثة أرطال ماء حتّى يرجع الثلث ويصفّى ويسقى منه بالمعجون ثلاثون درهماً [١٢٦ أ] ٠

٣٨,١) صفة طبيخ الزوفاء تأليف يحيى بن ماسويه نافع لأصحاب الحرارة والسعال وأصحاب الحمّيات الحادّة والسلّ ووجع الجنبين : يؤخذ من التين سبع حبّات ، زوفاء وبرشاوشان من كلّ واحد خمسة دراهم ، أصول السوس مجرود وأصل رازيانج وبزره من كلّ واحد عشرة دراهم ، إجّاص عشر حبّات ، عناب عشرون حبّة ، زبيب منزوع لعجم ثلاثون درهماً ، سبستان مئة حبّة ٠ يطبخ الجميع بخمسة أرطال ماء عذب إلى أن يصير إلى رطلين ويسقى منه وهو فاتر مع خمسة دراهم جلنجبين أو بنفسج مربّا ٠ وإن شئت أخذت هذا الماء المطبوخ من طبيخ الزوفاء المذكور وهو رطلان فتردّه إلى النار وتطبخه حتّى يذهب ربعه ويطرح عليه فانيذ رطل وميبختج نصف رطل وشراب بنفسج نصف رطل وكثيراء ربع رطل فإنّه يكون لعوقاً جيّداً للسعال والصدر٠ ويسقى أيضاً أصحاب الحرارات مع هذه المياه مفردة أو مركّبة مقدار ثلث رطل إلى نصف رطل ماء اللبلاب وماء الكرفس وماء الرازيانج وماء عنب الثعلب وماء الهندباء وماء لسان الحمل وماء لسان الثور وماء عصا الراعي وماء الكاكنج ، أيّ هذه أمكن وأصلح ٠ ويسقى أيضاً بالجلنجبين والبنفسج المربّا فإنّ هذه نافعة جدّا في علاج الطبّ ، ويسقون أيضاً ماء القرع المشويّ أو يؤخذ الرطلان الباقيان من طبيخ الزوفاء فتردّ على النار ويطبخ على رطلين رطل فانيذ وثلث رطل دهن لوز حلو ونصف رطل حبّ الخشخاش مسحوقاً ويطبخ طبخة جيّدة ويلقى عليه من البنفسج اليابس المدقوق المنخول نصف رطل وكثيراء بيضاء ربع رطل وصمغ عربيّ

ربع رطل ويرفع في إناء زجاج ويستعمل مثل العفصة فإنّه نافع من السعال والسلّ ووجع الصدر والجنبين من الحرّ ٠

٣٩,١) صفة شراب زوفاء أصوليّ نافع من السعال الحادث من بخارات حارّة صفراويّة يليّن الصدر ويصلح لسدد الكبد صلاحاً جيّداً : يؤخذ أصول السوس المجرود عنه قشره المرضوض عشرة دراهم ، زبيب منزوع العجم وعناب وعيون بقر ومخّيطا منزوع القمع من كلّ واحد عشرة دراهم ، بزر [١٢٦ ب] خطميّ وكزبرة بير من كلّ واحد أربعة دراهم ، تين أبيض ثلاث حبّات ، كثيراء بيضاء درهمان ، خطميّ وكزبرة بير من كلّ واحد أربعة دراهم ، تين أبيض ثلاث حبّات ، زوفاء وفراسيون من كلّ واحد درهمان ، بزر حلبة مثقال ، كثيراء بيضاء درهمان ، بزر خسّ مثله ، فوذنج مثله ٠ تجمع مهشومة وتطبخ بخمسة أرطال ماء عذب بنار ليّنة إلى أنّه يصير إلى رطلين ويمرس ويصفّى ويشرب ثلثه في كلّ يوم مع أوقيّة بنفسج مربّا وترنجبين ولبّ خيارشنبر من كلّ واحد خمسة دراهم ٠ يؤخذ ثلاثة أيّام والغذاء عليه فرّوج ببزر رجلة أو فرّوج ٠

٤٠,١) صفة شراب ألّفه ابن الجزّار وقد كان عرض في هواء بلده يبس مفرط من عدم الغيث وتبع ذلك دوام هبوب ريح فشمل أكثر الناس زكام حارّ السبب وسعال ونزلات حارّة وذات جنب فانتفع به وحمده جماعة ممّن أخذه ٠ أخلاطه : عناب ومخّيطا منزوع الأقماع من كلّ واحد مئة عدداً ، نوّار بنفسج وترنجبين من كلّ واحد عشرون درهماً ، بزر خطميّ وبزر سفرجل من كلّ واحد خمسة دراهم ٠ يجمع ذلك ويطبخ في قدر ثمانية أرطال حتّى يبقى النصف ويصفّى ويروق ويقاد القدر إلى النار مع رطلين سكّر بياض ورطل ماء الرمّان الحلو الحاسيّ ويطبخ بنار ليّنة وتنزع رغوته حتّى يصير في قوام الجلّاب فعند ذلك يترك حتّى يبرد ويرفع ٠ والشربة منه أوقيّة ، ويمرح منه عند العطش واليبس ويستعمل عند النوم وهو ينفع السعال والذبول وقد يعرف أمر سرعة نجحه في علل سوء النفس والذبول والسعال والحمّى ووجع الصدر والرئة ٠

٤١,١) صفة أقراص الخشخاش النافعة من نفث الدم والسعال والحمّى ووجع الصدر والرئة : يؤخذ ورد أحمر منزوع الأقماع وصمغ من كلّ واحد أربعة دراهم ، نشاستج وكثيراء بيضاء وحبّ خشخاش وربّ سوس من كلّ واحد درهمان ، طباشير وزعفران من كلّ واحد نصف درهم ٠ يدقّ جميع ذلك وينخل ويعجن بمثلّث معقود ويشرب مع الترنجبين أو طبيخ الزوفاء ٠

٤٢,١) ووصف إسحاق بن عمران لرجل كان يرمي دماً وقيحاً من صدره وهو مجرّب : خمسة دراهم ورد مربّا سكّريّ بعد أن يعجن فيه نصف درهم صمغ عربيّ ونصف درهم بزر قرع مقشّر ، يتنوّل [١٢٧ أ] ذلك ويتجرّع بعده إسكرجة ماء الشعير وبالعشى أيضاً كذلك ويتجسّا بيضاً مشوياً رقيقاً ومرورة قطف ويجعل في الماء الذي يشرب منه صمغ عربيّ وطين أرمنيّ ٠

٤٣,١) صفة شراب بنفسج نافع من الشوصة والسعال اليابس الحادث من الحرارة : يؤخذ بنفسج رطب وحبّ سفرجل من كلّ واحد عشرة دراهم ، كثيراء بيضاء عشرون درهماً ، بزر خطميّ خمسة عشر درهماً ، صمغ عربيّ عشرة دراهم ٠ تجمع هذه الأدوية في إناء ويصبّ عليها من الماء المغلّى عشرة أرطال وينزل يوماً وليلة ويطبخ بعد ذلك حتّى يذهب الثلث ويمرس ويصفّى عليه من الفانيذ الجيّد الأبيض قدر الكفاية ويطبخ حتّى يصير له قوام ٠ ثمّ ينزل عن النار ويسقى منه بالبزرقطوناء وزن درهمين بالغداة وبالعشى ويخلط معه ماء الشعير ويستعمل عند العطش فإنّه يسكّنه ٠

٤٤,١) صفة دهن ألّفه ابن الجزّار لامرأة شابّة كان بها سعال يابس ونحول مفرط مع تعذّر طبيعتها فانتفعت به نفعاً بيّناً : يؤخذ حبّ سفرجل وبزر خطميّ من كلّ واحد عشرة دراهم ، نوّار بنفسج ولبّ بزر بطّيخ ولبّ بزر القرع وكثيراء بيضاء من كلّ واحد خمسة دراهم ٠ يجمع ذلك في رطل من ماء الرمّان وماء القرع المشويّ بنصف رطل دهن بنفسج ونصف رطل لوز حلو ويطبخ بنار ليّنة حتّى يذهب الماء فعند ذلك ينزل ويصفّى الدهن في إناء زجاج ٠ والشربة منه خمسة دراهم ممزوجاً بالماء فإنّه يبرد ويرطب ٠

٤٥,١) صفة حبّ نافع من بحوحة الصوت من كتاب الرازيّ : يؤخذ صمغ عربيّ وكثيراء بيضاء وربّ السوس ونشاستج ولبّ بزرالقثّاء والخيار والقرع وبزر الرجلة من كلّ واحد مثقالان ، زعفران ربع مثقال ، فانيذ درهمان . يدقّ الجميع وينخل ويعجن بلعاب حبّ السفرجل ويعمل من ذلك حبّاً مثل الباقلّى ويجعل تحت اللسان وكلّما ذاب شيء ابتلع ويتناول بعده حسو متّخذ من لباب القمح ودهن اللوز وحسو البيض والإطرية والفانيذ فإنّه مجرّب .

٤٦,١) صفة شراب العناب والمخّاطا النافع لأصحاب السعال ويبس الصدر من قبل الحرارة والسلّ والانحلال وهو نافع جدّاً : يؤخذ من العناب والمخّيطا المنزوع الأقماع من كلّ احد مئة عدداً ، عرق [١٢٧ ب] سوس مجود الأعلى عشرون درهماً ، كزبرة بير ونوّار بنفسج وبزر خطميّ من كلّ واحد عشرة دراهم ، حبّ سفرجل وبزر خشخاش أبيض وبزر خسّ وكثيراء بيضاء وشعير مقشور من كلّ واحد ثمانية دراهم . تجمع ذلك مدقوقة وتطبخ في عشرة أرطال ماء بنار ليّنة بعد أن ينقع يوماً وليلة ويطبخ حتّى يبقى رطلان ويصفّى ويعاد الصفو إلى النار ويضاف عليه أربعة أرطال فانيذ أو سكّر أبيض وربّ عنب ويطبخ بنار ليّنة حتّى يصير في قوام الأشربة ويرفع . والشربة منه أوقيّة إلى أوقيّتين محلول بمثله ماء بارد فإنّه نافع .

٤٧,١) صفة دهن بديع نافع من السعال الحادث من الحرارة تأليف ابن ماسويه : يؤخذ بزر خطميّ وورق بنفسج وأصل السوس وزبيب منقا من عجمه من كلّ واحد عشرة مثاقيل وماء حبّ رمّان حلو مئة مثقال . تدقّ العقاقير وينقع في ماء الرمّان ليلة ويجعل عليه من دهن البنفسج خمسون مثقالاً . ثمّ يطبخ بنار ليّنة حتّى يذهب ثلثا الماء ويبقى الثلث . ثمّ يصفّى الدهن تصفية رقيقة بالكفّ ثمّ يصير في قوارير . الشربة منه مثقال بستّة مثاقيل من لعاب البزرقطوناء ويشرب وهو دهن سريع النجح .

٤٨,١) صفة شراب الخشخاش المفتر للسعال المتولّد من الحرارة ومن النزلة المتحدّرة من الرأس : يؤخذ خشخاش أبيض أربعون درهماً ، عرق سوس مجرود الأعلى عشرون

درهماً ، كزبرة بير وخطميّ وكثيراء بيضاء وحبّ سفرجل وبزر قثّاء وبزر بطّيخ من كلّ واحد ستّة دراهم ، مخّيطا منزوع الأقماع وعناب سمين من كلّ واحد عشرون حبّة ، يجمع ذلك ويطبخ في ثمانية أرطال ماء المطر بنار ليّنة حتّى يبقى الثلث ويصفّى ويلقى على الصفو رطل فانيذ أو رطل سكّر بياض أو ربّ عنب ويعاد إلى النار ويطبخ حتّى يصير في قوام الأشربة ، والشربة منه أوقيّة فإنّه شفاؤه .

٤٩،١) صفة دواء للإسهال الكائن مع الحرارة والحمّى والسعال والسلّ وهو مجرّب : يؤخذ صمغ عربيّ وطين أرمنيّ وحبّ آس من كلّ واحد مثقالان ، نشاستج محمّص وسراطين نهريّة محرّقة وبزر رجلة محمّصة من كلّ واحد مثقال ، بزر حمّاض وطباشير وبزر خطميّ وبزر خيار من كلّ [١٢٨ أ] واحد مثقال ، تدقّ الأدوية وتنخل وتلتّ بدهن ورد بعد أن يخلط مع الأدوية مثقالين بزرقطوناء محمّص ويشرب منه مثقالين بشراب الآس الساذج ممزوج بالماء البارد فإنّه مجرّب .

٥٠،١) صفة أقراص دبرها إسحاق بن سليمان : يؤخذ صمغ عربيّ وكثيراء بيضاء وبزر رجلة من كلّ واحد خمسة دراهم ، طين أرمنيّ وقيموليا وهو الطين الحرّ من كلّ واحد ستّة دراهم ، ربّ سوس وعصارة الطراثيث وأقاقيا وقرن الأيّل محرّقاً وجفت البلّوط من كلّ وحد ثلاثة دراهم ، كهربا وورد أحمر من كلّ واحد أربعة دراهم ، (٠٠٠) مغسولة خمسة دراهم ، حبّ خشخاش وطباشير من كلّ واحد ستّة دراهم ، سرطان بحريّ محرّق خمسة عشر درهماً ، كزبرة يابسة مقلوّة سبعة دراهم ، يدقّ ذلك وينخل ويعجن بماء ورق الورد الرطب أو ماء قضبان الرجلة ويجفّف في الظلّ ويسقى منه وزن درهمين بماء لسان الحمل وماء ورق الورد من كلّ واحد أوقيّتان ويتناول بعده حسو متّخذ من سويق الشعير المقلوّ المطبوخ مع الصمغ العربيّ مسحوقاً .

٥١،١) صفة أقراص مجموعة من قوى شتّى من القبض التجفيف والتقوية والتبريد تنفع جميع أنواع نفث الدم من أي المسالك والسبل كان مجربّة : يؤخذ طين أرمنيّ وصمغ عربيّ وكثيراء بضاء وبزر رجلة وطباشير أبيض وسرطان محرّق من كلّ واحد مثقالان ، قرن أيّل محرّق وودع محرّق وأقاقيا وجلّنار ونشاستج محمّص وربّ آس من كلّ واحد درهمان ، بزر حمّاض وحبّ سفرجل وبزر لسان الحمل من كل واحد ثلاثة دراهم ويجفّف في الظلّ . والشربة منه قرص مع زنة درهمين ربّ الآس أو ربّ السفرجل .

٥٢،١) صفة سفوف يقطع الدم من أي موضع كان قابض مجفّف قويّ : يؤخذ ودع محرّق وقرن أيّل محرّق من كلّ واحد عشرة دراهم ، كاربا وبسد محرّق من كلّ واحد خمسة عشر درهماً ، بزرقطوناء مقلوّ عشرون درهماً . يدقّ الجميع وينخل والسفّة منه مثقلان .

٥٣،١) وممّا ينفع نفث الدم أن يسقى من فقّاح الكرم زنة درهمين بماء ورد غدوة وعشية . أو يؤخذ من أغصان الورد الغضنة فيدقّ ثمّ يعصر ماؤه ويداف فيه مثقالين من لحية التيس ويشرب . أويؤخذ من عصارة البزرقطوناء الرطبة قدر إسكرجة فيديف فيه [١٢٨ ب] مثقالين كهرباء أو طين أرمنيّ أو صمغ عربيّ ويشرب .

٥٤،١) دواء ينفع من نفث الدم والسعال : يسقى العليل من بزر خطميّ مع دهن ورد وماء بارد .

٥٥،١) وممّا ينفع أيضاً من نفث الدم والسعال مع حرارة الحمّى أن يؤخذ من ماء حيّ العالم وماء عصا الراعي من كلّ واحد عشرون درهماً ويلقى عليه من الصندل والورد من كلّ واحد درهمان ، ومن الكافور وزن نصف درهم . يضرب الجميع ويبلّ فيه خرق كتّان ويضمد به الصدر .

٥٦،١) صفة دواء ينفع من نفث الدم لجالينوس : يؤخذ عصارة لحية التيس وتمرالرمّان البرّيّ وأقاقيا من كلّ واحد نصف مثقال . يعجن الجميع ويؤخذ منه درهم أو أقلّ على قدر الحاجة .

٥٧,١) صفة أقراص لجالينوس تنفع من نفث الدم ومن قروح الأمعاء : يؤخذ بزر ورد وأفيون وأقاقيا وصمغ عربيّ وتمر الرمّان البرّيّ وعصارة لحية التيس من كلّ واحد ثلاثة مثاقيل ، عفص وبزر لسان الحمل وعصارته من كلّ واحد مثقالان ، حضض هنديّ وعصارة الورد من كلّ واحد مثقال . تعمل منه أقراص زنة كلّ واحد قرص مثقال ، وبعضهم يلقي فيه من عصارة الحصرم اليابسة نصف أوقيّة .

٥٨,١) صفة دواء لجالينوس ينفع من نفث الدم : يؤخذ قثّاء بستانيّ رطل فيقطع صغاراً ويصبّ عليه ماء عذب قدر ما يغمره ويطبخ حتّى يصير إلى الثلث ويقصرالماء ويلقى فيه طين شاموس مثقال ونصف ويسقى وإن لم يوجد هذا الطين جعل بدله الانجبار فإنّه جيّد .

٥٩,١) صفة ضماد مختصر نافع للسعال اليابس : يؤخذ من جرادة القرع فيخلط معه دقيق الشعير ويسير خطميّ ويضرب الجميع بدهن بنفسج ويلزم الصدر والمعدة .

٦٠,١) صفة ضماد مختصر لنفث الدم : يؤخذ من ثمر الرمّان جزء . يحرق ويعجن بخلّ وبعصير الجوز الرطب ثمّ يطلى به الصدر .

٦١,١) آخر مثل ذلك : يؤخذ بزر خطميّ وبنفسج يابس أو أخضر وحبّ سفرجل وبزرقطوناء . ينقع الجميع في الماء يوماً وليلة ثمّ يدقّ دقّاً نعماً مع يسير من دقيق الشعير ويحمل على الصدر فإنّه يليّن ويرطّب ويبرّد .

٦٢,١) صفة شراب الخشخاش النافع من البرسام الحارّ والرئة والسعال وينوّم باعتدال : يؤخذ مئة خشخاشة رطبة . يجعل عليها ستّ أوزانها ماء ويطبخ حتّى يتهرّأ ويمرس ويصفّى . وإن [١٢٩ أ] طبخ على هذا الماء ثلثه ميبختج ويطبخ حتّى يصير له قوام الجلّاب ويرفع كان جيّداً من البرسام والسعال اليابس الذي يقلق بالليل جدّاً إلّا إنّ هذا الدواء دون الأوّل في منع النوازل فلو طرح على كلّ رطل من هذا الماء أوقيّتان من لعاب البزرقطوناء وأربع أواقيّ سكّر وطبخ كان نافعاً للنسمة في البرسام الحارّ وغيره من الحمّيات . وإن طرح على كلّ رطل من هذا

الماء أوقيّة من عصارة الخسّ كان قويّاً جدّاً ٠ وإن احتيج إلى هذا الشراب ولم يحضر الخشخاش الرطب ولا الخسّ عمل من الخشخاش اليابس وقشوره وبزر الخسّ وكشك الشعير على هذه الصفة : يؤخذ من الخشخاش والشعير من كلّ واحد بالسوية وبزر الخسّ ويطبخ مثل يطبخ حسو الشعير ويستعمل ٠

٢) الباب الثاني في الأدوية الحارّة النافعة من علاج السعال البارد

١,٢) صفة لعوق للسعال العارض من البلغم الغليظ : يؤخذ دارصينيّ وبزر رازيانج وكندر وصمغ اللوز الحلو وعلك البطم الأنباط وأغاريقون من كلّ واحد خمسة دراهم ، ميعة سائلة ولوز حلو مقشور وفستق مقشور من كلّ واحد عشرة دراهم ، كشمس عشرون درهماً ٠ تدقّ الأدوية اليابسة وتنخل وتداف الميعة بالعسل وينقع الكندر في ميبختج في الشمس ويدقّ الفستق واللوز ناعماً ويخلط جميعاً مع الأدوية اليابسة ويعجن بالعسل المذاب فيه الميعة ويرفع في إناء ويستعمل ٠

٢,٢) صفة لعوق خشخاش ألّف لرجل منهك كان به وجع صدر وسعال رطب وفول انحدرت من رأسه إلى صدره فذهب عنه ذلك : يؤخذ كثيراء بيضاء وصمغ لوز حلو من كلّ واحد عشرة دراهم ، عروق سوس خمسة عشر درهماً ، لبان ذكر خمسة دراهم ، دقيق شعير ودقيق فول من كلّ واحد عشرة دراهم ، قشر سليخة أربعة دراهم ، زنجبيل يابس ثلاثة دراهم ، فوذنج ثلاثة دراهم ، بزر قثّاء مقشور أربعة دراهم ، بزر بطّيخ مقشور مثله ، بزر رازيانج خمسة دراهم ، بزر خشخاش أبيض خمسة عشر درهماً ، كهربا وفول محرّق من كلّ واحد خمسة دراهم ، زعفران مثقالان ٠ تدقّ الأدوية كلّها وتعجن بفانيذ على قدر [١٢٩ ب] الحاجة على نار ليّنة حتّى يصير بمنزلة العسل الخاثر٠ ثمّ يؤخذ منه بالغداة ملعقة مقدار مثقالين ، وعند النوم مثل

ذلك ، ويحتمي من الامتلاء من الطعام وكثرة الحركة ويلزم السكون والدعة ولا يعانى من الأعمال شيئاً ثقيلاً ويقتصرعلى كلّ الأغدية اللطيفة مثل البيض البيرشت المشويّ الرقيق والفراريخ الآناث والذكور واللحم الصغير والسمك الصغير مشوياً وما شاكل ذلك ، ويجتنب أكل البقول والألبان والجبن والأغدية الغليظة وإنّه يبرأ سريعاً إن شاء الله تعالى ٠

٣,٢) صفة لعوق الطباشير النافع من الحمّى السلّيّة وقروح الرئة وقروح الأمعاء : يؤخذ صمغ وقاقلّة من كلّ واحد ستّة دراهم ، زنجبيل ونشاستج الحنطة من كلّ واحد اثنا عشر درهماً ، طباشير أربعة دراهم ، سكّر درهمان ، بزر قثّاء وحبّ الصنوبر مقشورة من كلّ واحد ستّون درهماً ٠ يدقّ ذلك وينخل ويعجن بسمن وعسل منزوع الرغوة عجناً ليّناً ويرفع ويلعق منه عند الحاجة ٠

٤,٢) صفة لعوق الحلبة النافع من البحوحة : يؤخذ بزر كتّان إستاران ، حلبة ولوز حلو مقشور من قشريه ولوز مرّ من كلّ واحد أربعة دراهم ، كثيراء وصمغ عربيّ وعرق سوس مجرود ولوز صنوبر كبار مقشّر ونشاستج الحنطة من كلّ واحد درهمان ٠ يدقّ الجميع وينخل ويعجن بمثلّث معقود ويرفع في إناء ويستعمل ٠ الشربة منه بندقة بطبيخ الزوفاء ٠

٥,٢) صفة لعوق البزركتّان النافع من السعال اليابس : يؤخذ بزر كتّان مقلوّ ٠ يدقّ ويعجن بعسل منزوع الرغوة وسمن ويرفع ويستعمل عند الحاجة ٠

٦,٢) صفة لعوق العنصلان النافع من عسر النفس ووجع الصدر والأجناب وضيق النفس : يؤخذ من عصارة العنصلان وعسل منزوع الرغوة ويعقّدان جميعاً ويلعق منه قبل الطعام وبعده ٠

٧,٢) صفة لعوق الإسقيل لحنين بن إسحاق نافع لجميع أنواع السعال : يؤخذ إسقيل مشويّ ثلاثة دراهم ، أصل سوسن أسمانجونيّ درهمان ، أفيون وزوفاء من كلّ واحد درهم ٠ يسحق الجميع وينخل ويعجن بعسل منزوع الرغوة وسيتعمل ٠

٨,٢) صفة لعوق حبّ القطن المليّن للصدر : يؤخذ حبّ قطن ولوز مقشور [١٣٠ أ] من كلّ واحد أربعة دراهم ، أصل السوسن خمسة دراهم ، صفرة ثماني بيضات عدداً ٠ يدقّ ذلك وينخل ويعجن بسمن البقر وعسل منزوع الرغوة ويستعمل ٠

٩,٢) صفة لعوق نافع من السعال الرطب مجفّف وينفع من قروح الرئة الكثيرة والقيح والرياح الغليظة ويحبس البطن وينقي آلات التنفّس من الفضول : يؤخذ لبان ذكر عشرة دراهم ، أفيون ثلاثة دراهم ، سكّرطبرزد أربعة دراهم ، زرنيخ أحمر درهم ، زعفران نصف درهم ٠ يجمع ذلك بعد الدقّ والنخل ويعجن بعسل منزوع الرغوة ويستعمل عند الحاجة ٠ والشربة منه قدر حمّصة ٠

١٠,٢) صفة شراب الفراسيون من كتاب نصائح الرهبان لجالينوس ألّفه لامرأة كانت قد ولدت واحتبس طمثها وقلّ لبنها وعرض بعقبه قيح ودم وسعال ونسمة فانتفعت به : يؤخذ من عصير الفراسيون ستّ أواقيّ ومن طلاء الجيّد أوقيّة ، ومن العسل وحبّ الفلفل أبيض ولبان ومرّ من كلّ واحد درهمان ٠ يجمع ماء الفراسيون والطلاء في قدر ويطبخ بنار ليّنة حتّى يذهب الثلثان ويلقى عليه العسل ويطبخ فإذا انعقد بمنزلة العسل طرح عليه الأدوية مسحوقة منخولة ٠ ثمّ يشاط فإذا اختلط فارفعه في قارورة ويلعق العليل منه ملعقة على الريق فإنّه يتبيّن نفعه في مدّة يسيرة ٠

١١,٢) صفة دواء لجالينوس نافع من قرحة الرئة نفعاً بليغاً : يؤخذ سنبل إقليطيّ أربعة دراهم ، ماء لادن ثلاثة مثاقيل ، إذخر مثقالان ، سليخة ثمانية مثاقيل ، دارصينيّ عشرة مثاقيل ، كندر ثلاثة مثاقيل ، مرّ أربعة مثاقيل ، زعفران ستّة مثاقيل ٠ تجمع هذه الأدوية بعد دقّها ونخلها ثمّ تطبخ بماء العسل أو بشراب حلو ثمّ يصفّى ويستعمل فإذا أراد المستعمل أن يأخذ منه شيئاً فتضيف عليه عشرين حبّة من الصنوبر ويشرب الدواء وحده إلى أنّه يبرأ إن شاء الله ٠

١٢,٢) صفة دواء آخر لجالينوس ينفع من علل أعضاء التنفّس وينضج الأورام في الرئة و يسكّن الوجع : يؤخذ كندر وعصارة سوس وكثيراء بيضاء من كلّ واحد ثما نية مثاقيل ، مرّ

وحاماما وزعفران من كلّ واحد أربعة مثاقيل ٠ يدقّ الجميع وينخل ويعجن بعسل فاتر ويستعمل ٠

١٣,٢) صفة دواء عجيب للسعال من كتاب السرّ للرازيّ : يؤخذ ربّ سوس ونشاستج [١٣٠ ب] وكثيراء بيضاء وحبّ قرع حلو من كلّ واحد مثقالان ، فانيذ خزائنيّ زنة الجميع ٠ تعجن الأدوية بعد سحقها ويحلّ الفانيذ بأوقيّة من لعاب السفرجل المستخرج في ماء ورد وأوقيّتين من عسل العناب ويستعمل ٠

١٤,٢) صفة معجون من كتاب الميامر لجالينوس نافع من علل قصبة الرئة وقروحها ونفث الدم والقيح والمادّة المتحلّبة إلى الصدر ولمن يعسر عليه نفسه وهو دواء قويّ جدّاً : يؤخذ صمغ بطم وزعفران وكندر ودارصينيّ ومرّ من كلّ واحد أربعة مثاقيل ، حماما ثلاثة مثاقيل ، نشاء مثقالان ونصف ، سليخة سوداء مثقالان ، كثيراء بيضاء ثلاثة مثاقيل ، لحم تمر شاميّ مثله ، طين شاموس الذي يقال له الكوكب أربعة مثاقيل ، لازورد صافيّ تقيّ ثلاثة مثاقيل ، قسط ثلاثة مثاقيل و في نسخة أخرى مثقال ، عسل فائق أربع قوطولات ٠ تطبخ العسل وصمغ البطم في إناء مضاعف فإذا صار إلى حدّ الثخن فاخلط معه اللازورد واطبخه حتّى يصير في حدّ إذا قطر منه القطرة لم يسقط ٠ ثمّ ردّه والق عليه الأدوية اليابسة مسحوقة واخلطه واستعمله ٠ فإنّه نافع إن شاء الله تعالى ٠

١٥,٢) صفة أقراص للرازيّ إذا لم يكن بالعليل حمّى ولا حرّ : يؤخذ بزر رازياج وبزر كرفس وربّ سوس وبرشاوشان وقلب لوز بالسوية ٠ يتّخذ بزر كتّان ويسقى منه ثلاثة دراهم ٠

١٦,٢) صفة بخور للرازيّ نافع من سعال المزمن والنفث المنتّن : يؤخذ زاروند ومرّ وسيعة سائلة وبازرد أجزاء بالسوية ، زرنيخ أحمر مثل الجميع . يجمع بسمن البقر ويتّخذ بنادق ويبخر العليل على الريق ببندقة في قمع .

١٧,٢) صفة حسو ينفع من النسمة والزكام والسعال : يؤخذ من حبّ القطن ربع رطل فيدقّ وينخل ويؤخذ منه قدر ما يملأ الراحة ويجعل في قدر ويلقى عليه قدر نصف رطل ماء عذب ويطبخ بلا ملح ولا ودك ، ثمّ يحسوه على الريق . تفعل ذلك ثلاثة . نافع إن شاء الله تعالى .

١٨,٢) صفة دواء ينفع لمثل ذلك : يؤخذ من الكندر جزء ومن الشونيز والفوذنج من كلّ واحد نصف جزء . يدقّ ويعجن بعسل منزوع الرغوة ويؤكل منه على الريق مثل بندقة فإنّه نافع بإذن الله .

١٩,٢) صفة حبّ ينفع لأصحاب الربو البارد : يؤخذ شحم حنظل دانقان ، ربّ سوس درهم ، بزرأنجرة نصف درهم ، إيرسا مثله . تجمع مدقوقة منخولة ويعجن [١٣١أ] ويحبّب ويشرب في دفعة واحدة .

٢٠,٢) صفة حبّ يمسك في الفم لإخراج الأخلاط الغليظة : يؤخذ ربّ سوس وفلفل وسكّر أجزاء سواء ويعجن ويحبّب حبّاً كباراً ويمسك في الفم .

٢١,٢) صفة طبيخ الزوفاء الكبير النافع من السعال الكثير الرطوبة والربو والمدّة والأخلاط الغليظة المجتمعة في الصدر : يؤخذ تين أصفر عشرة عدداً ، تمر منقا من نواه مثله ، حلبة خمسة دراهم ، أصول السوس المجرود عشرة دراهم ، كزبرة بير سبعة دراهم ، أصول كرفس وأصول رازيانج وبزر قثّاء وبزر الأنجرة من كلّ واحد خمسة دراهم ، زوفاء يابسة عشرة عدداً ، فوذنج وإيرسا وفراسيون من كلّ واحد خمسة دراهم . يطبخ في كفايته من الماء حتّى يذهب الثلثان ويبقى الثلث ثمّ يمرس

ويصفّى منه ثلاث أواقيّ ٠ ومن أراد أن يجعله شراباً فيطبخه بماء العسل ويرفعه ويستعمله ٠

٢٢,٢) صفة معجون للربو يخرّج الأخلاط الغليظة والمدّة من الصدر: يؤخذ ربّ سوس عشرة دراهم ، زوفاء يابس مثله ، برشاوشان سبعة دراهم ، بزر الأنجرة وإيرسا وقردمانا وفلفل و زاروند مدحرج وحرف ولوز مقشّر من كلّ واحد خمسة دراهم ٠ تجمع مسحوقة منخولة ويعجن بعسل ويسقى منه مثقالين مع طبيخ الزوفاء الكبير فإنّه نافع ٠

٢٣,٢) صفة حبّ يمسك تحت اللسان فيخرّج المدّة من الصدر وجميع الأخلاط : يؤخذ ربّ سوس خمسة دراهم ، مرّ وفلفل وقردمانا ولوز من كلّ واحد زنة درهمين ، حلتيت درهم ٠ يدقّ ويعجن بعسل ويحبّب ويمسك في الفم تحت اللسان ويبلع ما ذاب منه ٠

٢٤,٢) صفة حبّ الأغاريقون النافع من علّة الربو نفعاً عجيباً ٠ ذكر الرازيّ أنّه أبرأ منه خلقاً كثيراً براء تامّاً : يؤخذ أغاريقون ثلاثة دراهم ، شحم حنظل درهم ، عصارة قثّاء الحمار درهم ، فربيون وخردل من كلّ واحد دانق ، ربّ سوس ثلاثة دراهم ٠ يحبّب وهو شربه وهذه الدراهم إنّما هي كيل فاعلم ذلك ٠

٢٥,٢) صفة بخور ينفع من الربو : يستنشق العليل من بخار الصبر في كلّ يوم فإنّه ينفع نفعاً عجيباً ٠

٢٦,٢) صفة بخور آخر ينفع من ساعته : يؤخذ زرنيخ وزاروند طويل ٠ يسحقان ويعجنان بسمن البقر ويبخر به العليل في قمع حتّى يصل البخار إلى رئته فإنّه برؤه ٠ يفعل ذلك ثلاث مرّات أو أربعة ٠

٢٧,٢) صفة بخور آخر لمثل ذلك [١٣١ ب] : زرنيخ وكبريت بالسوية يسحقان ويعجنان بسمن البقر ويبخر به العليل .

٢٨,٢) صفة شراب فراسيون النافع من الربو والنسمة وسوء التنفّس المتولّد عن البلغم الغليظ اللزج : يؤخذ من فراسيون زنة أربعين درهماً ، أصول السوس مجرود الأعلى وزوفاء وفوذنج نهريّ وكزبرة بير من كلّ واحد عشرون (٠٠٠) ، مصطكى ودارصينيّ وزنجبيل يابس من كلّ واحد درهمان ، لحاء أصل رازيانج ولحاء أصل الكرفس من كلّ واحد عشرة دراهم ، لوز وحبّ صنوبر مقشّرين وحلبة وبزر رازيانج عريض وأنيسون من كلّ واحد خمسة دراهم ، زبيب منزوع العجم منة درهم ، عناب ومخّاطا منزوع لأقماع من كلّ واحد منة حبّة ، تين أبيض عشرون حبّة . يطبخ ذلك في عشرة أرطال ماء عذب حارّ قد أنقع فيه يوماً وليلة بنار ليّنة حتّى يبقى منه أربعة أرطال ويصفّى بمنخل شعر ويعاد ذلك المصفّا إلى النار مع رطلين ربّ عنب ورطل فانيذ ويطبخ الجميع بنار ليّنة وتنزع رغوته ويغيّر لونه بوزن درهم زعفران فإذا صار في قوام الأشربة ينزل ويصفّى . والشربة أوقيّة إلى أوقيّتين بالماء الحارّ على الريق فإنّه شراب عجيب .

٢٩,٢) صفة ضماد نافع من وجع الشوصة والصدر المتقادمة والسعال والسلّ : يؤخذ من الشبثّ والبابونج وبزر الكتّان والحلبة والخطميّ وباقلّى من كلّ واحد كفّ ، دقيق شعير حبّات منخولة . يخلط بدهن موافق وماء حارّ ويلطخ على خرقة ويضمد به الموضع الآلم فإن كان بالعليل التهاب حمّى وعطش كثير خلط مع ذلك عسل أو بعض الأدوية التي تحلّل أكثر؛ ومن الناس من يلقي فيه شيئاً مسخناً على حسب ما يراه .

٣٠,٢) صفة بخور للسلّ والسعال اليابس والنفث المنتّن المشرب بالدم : يؤخذ زرنيخ أصفر وزاروند طويل وقشور عروق الأصف من كلّ واحد جزء . يدقّ وينخل ويعجن

بسمن بقر ويصنع حبّاً مثل اللوز ويرفع ويبخر كلّ يوم منه واحدة ويتحسّى بعده حسو متّخذ بسمن غنم ٠

٣١,٢) صفة حسو نافع من السلّ والسعال : يؤخذ من الحنطة النقية المرضوضة ثلاثة أجزاء ومن دقيق الحلبة جزء ومن النشاستج نصف جزء ومن الفانيذ والعسل جزء ومن دهن اللوز الحلو نصف جزء ٠ يطبخ الجميع طبخاً جيّداً ويتحسّاه العليل [١٣٢أ] ويلعقون أيضاً من هذا المعجون ٠ وصفته : يؤخذ من الحلبة أوقيّة ومن بزر الكتّان أوقيّة ومن عصارة السوس أوقيّتان ٠ يدقّ الجميع وينخل ويلتّ بدهن اللوز الحلو ويعجن بالعسل المنزوع الرغوة ويلعق منه العليل فإنّه نافع ٠

٣٢,٢) صفة اللعوق المعمول بماء الكبريت النافع من السعال والسلّ : يؤخذ ماء الكبريت ثلاثة أرطال ومن العسل رطل ٠ ثمّ يؤخذ من الفستق المقشور ومن اللوز والكثيراء البيضاء من كلّ واحد أوقيّتان ٠ يدقّ ذلك ويخلط مع العسل ويسقيهم إيّاه مع ألبان الأتن أو ألبان النعاج المطبوخ مع الماء فإنّه نافع إن شاء الله عزّ وجلّ ٠

٣٣,٢) صفة دهن يسقاه المسلولين بماء الشعير ولبن الآتن إذا لم يكن بهم حرارة ولا حمّى ممّا اختبره وجرّبه أحمد بن الجزّار : يؤخذ زبيب منزوع العجم أربع أواقيّ ، مخّيطا مئة حبّة ، عناب مئتا حبّة ، أصل السوس المجرود ثلاث أواقيّ ، خيارشنبر مثل ذلك ٠ يطبخ الجميع بخمسة أرطال ماء إلى أن يبقى منه رطلان ونصف ويلقى عليه من زبد الغنم أوقيّتان ومن زبد البقر أوقيّة وشيرج ثلاث أواقيّ ودهن اللوز أوقيّتان ودهن حبّ القرع أوقيّة ونصف ويطبج حتّى يذهب الماء ويبقى الدهن ويصفّى ويستعمل على قدر الحاجة إليه ٠

٣٤,٢) صفة حبّ يوضع تحت اللسان من كتاب الميامر لجالينوس ينفع من انقطاع الصوت : يؤخذ ربّ السوس وزعفران ومرّ وصمغ بطم من كلّ واحد ثلاثة عشر

مثقالاً ، عرق سوس ستّة عشر مثقالاً ، كثيراء بيضاء ثمانية مثاقيل ، مخّيطا ثلاثمئة وخمسون حبّة . يطبخ صمغ البطم مع العسل ويخلط به سائر الدواء ويعطى منه قدر بندقة تمسك تحت للسان فإنّه نافع لما ذكرنا .

٣٥,٢) صفة دواء طيّب الرائحة من كتاب جالينوس ينفع من علل قصبة الرئة ومن قروحها ومن الصرع ومن اجتماع المدّة في الصدر ومن ورم الرئة : يؤخذ زعفران مثقالان ونصف ، مرّ وصمغ من كلّ واحد مثقالان ، كندر مثقال ونصف ، سنبل ودارصينيّ وسليخة من كلّ واحد مثقال ، عسل فائق قوطوليّ واحد . يطبخ العسل بالصمغ حتّى يثخن ويصير في قوام الريق وإذا ألقي منه شيء على الماء البارد لم ينبسط فيه . ثمّ تلقى عليه الأدوية اليابسة منه بعد دقّها وسحقها ويخلط الجميع خلطاً محكماً ويرفع ويستعمل ويعطى العليل منه بندقة بمسك تحت اللسان فإنّه نافع إن شاء الله تعالى .

٣٦,٢) صفة دواء من كتاب [١٣٢ب] أهرن نافع من الدبيلة التي تكون في الصدر أو غيره من داخل الجسد من الأعضاء الباطنة : يؤخذ أشجّ وأنزروت من كلّ واحد درهم ، قنّة درهمان ، كندر ثلاثة دراهم ، عسل ملعقة ، طلاء أوقيّتان . تسحق الأدوية وتعجن بالعسل ويجعل عليها الطلاء ويرفع على النار ليّنة إلى أن يذوب ويختلط ويشربه العليل في مرّة واحدة والغذاء عليه مرقة بلبن رطبة و رازيانج بدهن شيرج فإنّه نافع .

٣٧,٢) صفة دواء للنوازل من كتاب جالينوس ينفع من ساعته : يؤخذ عاقرقرحا وقسط من كلّ واحد مثقالان ، فلفل أبيض مثقال . يدقّ وينخل ويحفظ به فإذا احتيج إليه صير منه شيء في الأنف ويجذبه العليل بالاستنشاق فإنّه نافع .

٣٨،٢) آخر لمثل ذلك : يؤخذ فلفل أبيض مثقال ، بزر أنجرة مثقال ، قسط ومرّ من كلّ واحد نصف مثقال · يستعمل ما وصفناه قبل ·

٣٩،٢) صفة ناطف نافع لمن به سعال : يؤخذ بزر كتّان مقلوّ مدقوق وزبيب منزوع العجم من كلّ واحد جزء ، حبّ صنوبر كبار مقلوّاً وبندق مقشور من كلّ واحد قوطوليّ ، فلفل أبيض أوقيّتان ، زعفران أوقيّة ، عسل فائق أربعة أرطال · يدقّ ما يحتاج منها إلى الدقّ ويسحق ويطبخ بزر الكتّان مع العسل حتّى يثخن فإذا ثخن فألق عليه سائر الأدوية واخلطها واعجنها وأعط منها مقدار ثلاثة بنادق ، ومن الناس من يلقي من المرّ مقدار أوقيّة ·

٤٠،٢) صفة دواء المتّخذ بالفراسيون : مرّ وميعة وعصارة الفراسيون وبازرد وزعفران أجزاء سواء يعجن بالعسل ويستعمل ·

٤١،٢) صفة حبّ لجالينوس ينفع من السعال : يؤخذ فلفل أبيض ومرّ وبازرد وجندبادستر وزعفران وأفيون من كلّ واحد جزء ، ميعة نصف جزء · يتّخذ حبّاً ويعطا العليل ساعة بعد ساعة ·

٤٢،٢) صفة حبّ ينفع من السعال البارد مجرّب : يؤخذ أنيسون مثقالان ، قسط نصف مثقال ، مرّ مثقال ، جندبادستر وبازرد وفلفل أبيض وبزر بنج وأفيون وعصارة سوس من كلّ واحد مثقال · يعجن بربّ العنب ويعمل منه حبّ أمثال الحمّص ويسقى منه بالغداء وبالعشى ·

٤٣،٢) صفة دواء لجالينوس ينفع من السعال وهو دواء نفيس : يؤخذ ساذج ثمانية مثاقيل ، زعفران مثله ، دهن بلسان مثقال ، سنبل ثمانية مثاقيل ، ورد يابس وفقّاح إذخر من كلّ واحد مثقال ، قسط وسليخة [١٣٣أ] سواء ، ميعة ومرّ من كلّ واحد ثلاثة مثاقيل ، زبيب منزوع العجم ستّة عشر مثقالاً ، عصارة بيروح ستّة مثاقيل ،

عسل مقدار الكفاية ٠ ينقع الزبيب في شراب حلو يوماً وليلة ويخلط مع الأدوية اليابسة ويدقّ جميعاً ويصبّ عليه ماء العسل ويخلط ويرفع ويستعمل ٠

٤٤,٢) صفة دواء ينفع من سعال الصبيان وقف عليه بالتجربة : يشوى بيضة إلى الخفّة ويسحق وزن درهم زفت صنوبر أبيض ويسقاه الصبيّ فإنّه يذهب بالعسل ٠ وقد بلغني أنّه يداوا به غير الصبيان وانتفعوا به ٠

٤٥,٢) صفة دواء من كتاب أهرب نافع من سعال الصبيان والربو : يؤخذ من ورق الحبق النهريّ وورق السذاب فيدافان بلبن امرأة أو بلبن شاة حتّى يختلط ويصير بمنزلة العسل ويلعق منه الصبيّ فإنّه نافع ٠

٤٦,٢) صفة لعوق نافع من البحوحة إذا كانت من بلغم ورطوبة : يؤخذ من عصارة ورق الكرنب فيجعل عليها مثلها بعسل أومثل نصفها إن أردت أن يكون أقوى ويطبخ على نار ليّنة حتّى يصير له قوام العسل الثخين ويلعق منه كلّ يوم فإنّه نافع ٠

٤٧,٢) وممّا يصفّي الصوت للرازيّ : يؤخذ الزبيب الأبيض فينزع عجمه وينقع في دهن اللوز ويؤخذ منه بالغداوات والعشيات من العشرة إلى العشرين وتتحسّا زنة دانق صبر في بيضة خفيفة ٠

٤٨,٢) صفة دواء نافع من بحوحة الصوت البلغمانيّ والسعال الرطب : يؤخذ من أصل السوس المجرود الأعلى وكثيراء بيضاء وفلفل أبيض وسليخة ومرّ أحمر وصمغ عربيّ ولبان ذكر من كلّ واحد وزن درهمين ، سنبل مثقال ٠ يدقّ ذلك وينخل ويعجن الدواء بميبختج طيّب وفانيذ ويرفع ويستعمل ٠

٤٩,٢) صفة دواء آخر لمثل ذلك قويّ نافع : يؤخذ بزر كتّان مقلوّ ولوز حلو مقشور ولوز مرّ من كلّ واحد ثلاثة مثاقيل ، زعفران ودارصينيّ وفلفل من كلّ واحد مثقال ٠

تدقّ الأدوية وتعجن بعسل منزوع الرغوة ويرفع ويستعمل ماء قد طبخ فيه أصول السوس ويمسك من تحت اللسان .

٥٠،٢) صفة دواء نافع من انقطاع الصوت : يؤخذ لسان الثور اليابس فيطبخ مع فوذنج طبخاً جيّداً ويجعل فيه يسير صمغ عربيّ ويخلط حتّى يصير كالعسل ويلعق منه العليل غدوة وعشية .

٥١،٢) وزعم جالينوس أنّ الميعة الرطبة إذا لعق منها على الريق [١٣٣ب] من كان به سعال أو نزلة أو زكام انتفع بها . وإن أخذ بزر الكتّان مقلوّاً فدقّ ونخل وعجن كفايته من العسل المنزوع الرغوة واستعمله من كان سعال بارد السبب نفعه نفعاً بيّناً .

٥٢،٢) صفة جوارش الأنيسون النافع للسعال البلغميّ والبثر والنسمة وعلل المشائخ في الصدر والحجاب من البرد والريح ويزيد في الباه وهو مجرّب . أخلاطه : زنجبيل يابس وخولنجان ومصطكى وعاقرقرحا من كلّ واحد مثقال ، بزر كتّان مقلوّ مثقالان ، عروق سوس مجرود أربعة مثاقيل ، فلفل ودارصينيّ وزعفران وسليخة وزوفاء من كلّ واحد درهم ، أنيسون وفانيذ من كلّ واحد عشرة دراهم . تدقّ الأدوية وينخل ويجمع مع رطل زبيب منزوع العجم مدقوق كالدماغ ويعجن بعد ذلك بعسل منزوع الرغوة ويرفع ويستعمل بكرة وأصيلاً .

٥٣،٢) صفة دواء ينفع من السعال العتيق والربو : يؤخذ من ورق الحبق النهريّ وورق السذاب من كلّ واحد خمسة دراهم و سبع حبّات تين . يجعل عليها ثلاث إسكرجات ماء ويطبخ حتّى يصير إسكرجة ثمّ يصفّى ويسقى العليل فإنّه نافع بإذن الله .

٢,٥٤) صفة شراب الفراسيون النافع من السعال المحفز المتولّد من البلغم اللزج والنسمة الكائنة بالمشائخ وهو بديع عجيب : يؤخذ فراسيون عشرون درهماً ، عرق سوس مجرود الأعلى عشرة دراهم ، قشر أصل الكرفس وأصل الرازيانج وأنيسون وفوذنج نهريّ وكزبرة بير وزوفاء من كلّ واحد عشرة دراهم ، حلبة و بزر كتّان من كلّ واحد مثقالان ، زبيب منزوع العجم منة درهم ، تين عشرون حبّة من الأبيض المستقرف ٠ يجمع ذلك ويطبخ في ثمانية أرطال ماء بنار ليّنة حتى يذهب الثلثان ويبقى الثلث ٠ ثمّ يصفّى ويجمع إلى الأوّل ويجعل فيه وزنه عسل أبيض وفانيذ أو عسل وحده على قدر الحاجة ويطبخ بنار ليّنة حتّى يصير قوام الجلّاب ويرفع ويغيّر لونه بيسير زعفران ويرفع ويستعمل عند الحاجة ٠

٢,٥٥) صفة مطبوخ نافع لمن به سعال وبهر ووجع كبد وهو دواء مختصر سريع النجح : يؤخذ عرق السوس أوقيّة ، يرضّ ويجعل في قدر ويجعل عليه رطلان ماء ويلقى عليه من لبّ حبّ القطن مثقالان ، ولوز مرّ وحلبة [١٣٤أ] من كلّ واحد نصف أوقيّة ، راوند صينيّ ولكّ وأنيسون وبزر رازيانج من كلّ واحد وزن درهمين ٠ ينقع ذلك يوماً وليلة ثمّ يطبخ حتّى يذهب النصف ثمّ يصفّى ويشرب هذا مع بعض أدوية السعال أو بعض أدوية الكبد أو يؤخذ وحده فإنّه نافع إن شاء الله تعالى ٠

٢,٥٦) صفة دواء من كتاب جالينوس ينفع من تجلّب الموادّ الباطنة والقروح وورم اللهاة والنغانغ وقصبة الرئة إذا تغرغر بها ويقطع الدم إذا شرب بماء بارد منه مقدار بندقة أو مع خلّ وماء ٠ وهو ينفع أيضاً لمن يبول الدم وينفع من إفراط درور الطمث إذا شرب منه واحتمل في صوفة ٠ أخلاطه : سنبل هنديّ أوقيّة ، دارصينيّ وكندر وزعفران من كلّ واحد نصف أوقيّة ، فلفل أسود وأقاقيا وقسط وميعة من كلّ واحد

أربعة مثاقيل ، أصول السوس وورد يابس من كلّ واحد أوقيّتان ٠ يجمع الجميع بعد الدقّ والنخل ويعجن بعسل مطبوخ ويستعمل عند الحاجة إن شاء الله تعالى ٠

٥٧,٢) صفة أقراص لجالينوس تقطع كلّ دم إذا انفجر إذا شرب منها بماء بارد فأمّا من كان به وجع الكليتين فينتفع به إذا شربه مع شراب حلو : يؤخذ أفيون ودارصينيّ وجنديبدستر وصمغ عربيّ من كلّ واحد مثقال ، قسط ودارفلفل وفلفل من كلّ واحد نصف مثقال ، زعفران ربع مثقال ، نبيذ ثلث مثقال ، قشور رمّان بريّ مثقال ، أنيسون مثقالان ٠ يسحق الجميع ويعجن ويعمل منه أقراص وزن كلّ قرص درهمين ويستعمل عند الحاجة ٠

٥٨,٢) صفة حسو ينقي الصدر من الرطوبات وينفع من السعال : يؤخذ من ورق الفراسيون الطريّ ملء كفّ ويجعل عليه من الماء قدرما يحتاج إليه ويطبخ في إناء فخّار فإذا نضج مرس وصفّى وردّ إلى القدر والنار ثانية وينثر عليه من غبار الرخاء مقدار كشوت واحد والكشوتاء ثمانية عشر قيراط وعند الإسرائليّ اثنا عشر درهماً ، ومن شحم عجل ثلاث أواقيّ ٠ يطبخ الجميع ويلقى فيه شيء من ملح ويبرد ويتحسّاه العليل فإنّه كلّما تحسّاه كان أنفع له ٠

٥٩,٢) صفة دواء ينفع لمن كان محتاجاً إلى نفث رطوبة يعسر عليه نفثها ومن كانت في صدره مدّة مجتمعة ومن أصابه ورم في رئته وخاصّة لمن كان ينفث رطوبات غليظة : يؤخذ عسل فائق ويطبخ [١٣٤ب] حتّى يثخن فإن كان عشرة أرطال أخذ له فلفل أسود مدقوق منخول و مرّ من كلّ واحد أوقيّة ٠ يسحق المرّ والفلفل ويعجنان بالعسل المطبوخ ويسقى العليل مقدار بندقة وقد يصنع منه حبّ ويؤمر العليل أن يبلعها فإنّه نافع إن شاء الله تعالى ٠

٦٠,٢) صفة أخرى لجالينوس ينفع من ضيق النفس الذي يكون من بلغم رطوبات لزجة : يؤخذ بصلة من بصل العنصل فيعصر ويلقى على عصارتها من العسل الفائق مثلها ويوضع على نار فخم ويطبخ ويسقى منه كلّ يوم قبل الطعام مقدار مسطرونيّ واحد وبعد الطعام ٠

٦١,٢) صفة شراب ينفع من عسر النفس وهو دواء منجح ومنفعته أخذ باليد : يؤخذ زبيب منزوع العجم وحلبة مغسولة ٠يطبخ بماء المطر حتّى يتهرّأ الجميع ويصفّى ما فيه ويتحفّظ به ويسقى منه مراراً متوالية بعد أن يسخن ٠ والشربة منه أوقيّة ٠

٦٢,٢) صفة دواء لنفس الانتصاب وللخوانيق : يؤخذ من عصارة قثّاء الحمار نصف سدس مثقال ، وبعض الناس يلقي نصف مثقال ، و د وابّ المرابل ثلاثة عدداً ٠ يسحقان جميعاً ويسقى منه العليل مقدار الباقلّاة واحدة مع مقدار أوقيّتين ماء فإنّه نافع ٠

٦٣,٢) صفة دواء آخر لضيق النفس ولعلّه الانتصاب : يؤخذ خلّ العنصل وكبريت لم تصبّه نار و مرّ من كلّ واحد جزء ٠ يخلط الجميع ويسقى منه مثقال بسكنجبين ٠

٦٤,٢) صفة ضماد نافع من نفس الصدر المفرط والسعال العتيق والسلّ وتشنّج العصب : يؤخذ من الشمع أربعون درهماً ومن الزوفاء الرطب وصمغ اللوز وقلفونيا من كلّ واحد أربع أواقيّ ، مصطكى أوقيّة ، شحم العنز أو شحم عجل ودهن ناردين ودهن بابونق من كلّ واحد قدر الكفاية ٠ يخلط جميع الأدوية ويضمد به فإنّه نافع ٠

٦٥,٢) صفة ضماد مختصر نافع من السعال اليابس : يؤخذ دقيق سلت فتخبزه بسمن أو دهن لوز أودهن بنفسج ويحمل على الصدر ٠

٢,٦٦) صفة دواء ينفع من السعال المزمن وقرحة الرئة : يؤخذ جمجمة من جماجم الصنوبر الغضّ فترضّ كما هي رطبة ويطبخ بالطلاء الطيّب ٠ ثمّ يشرب منه قدر أربع أواقيّ ونصف كلّ يوم فإنّه مجرّب ٠

٢,٦٧) صفة دواء ينفع من الربو والسعال العتيق : يؤخذ كبريت عتيق غير محرق وبزر سذاب بـرّيّ وزراوند طويل وأفسنتين وأشّق أجزاء سواء ٠ يدقّ [١٣٥أ] ويستعمل خمسة أيّام ٠

٢,٦٨) صفة دواء ينقي الصدر ويسهل ليحيى بن سرفيون : يؤخذ عاقرقرحا تسعة دراهم ، إيرسا درهم ، فراسيون درهم ، تربد أبيض محكوك خمسة دراهم ، إيارج فيقرا أربعة دراهم ، شحم حنظل وأنزروت من كلّ واحد درهمان ، مرّ درهم ٠ يدقّ وينخل بحريرة ويعجن بميبختج ويتّخذ حبّاً ٠ الشربة درهمان بماء حارّ ٠

٢,٦٩) سفوف ممتحن للربو والسعال والنفس المنتصب ليحيى بن سرببيون : يؤخذ أغارقون ثلاثة دراهم ، إيرسا درهم ، فراسيون درهم ، تربد أبيض محكوك خمسة دراهم ، إيارج فيقرا أربعة دراهم ، شحم وأنزروت من كلّ واحد درهمان ، مرّ درهم ٠ تدقّ الأدوية وتنخل بحريرة ويعجن بميبختج ويتّخذ حبّاً ٠ الشربة درهمان بماء حارّ ٠

٢,٧٠) آخر للربو ممتحن : يؤخذ حرف ثلاثون [درهماً] ، سمسم مقشور عشرون درهماً ، زوفاء يابس سبعة دراهم ، فانيذ سكّريّ عشرون درهماً مدقوقة منخولة مخلوطة ويستعمل ٠

٢,٧١) آخر للربو ممتحن : يؤخذ رئة الثعلب مجفّفة في الظلّ خمسة دراهم ، فوذنج جبليّ أربعة دراهم ، بزر كرفس وساذج هنديّ من كلّ واحد ثمانية دراهم ، حماما وفلفل

من كلّ واحد أربعة دراهم ، بزر بنج درهمان . تدقّ الأدوية وتنخل ، وتعجن بلبن المازريون ويتّخذ حبّاً أمثال الترمس ويعطى منه العليل عند النوم فإنّه مجرّب .

٣) الباب ا الثالث في الأدوية الممتزجة من الحارّ والبارد

فمن ذلك :

١,٣) صفة لعوق نافع لوجع الصدر وضيق النفس والسعال الشديد والربو والنسمة والحجاب مجرّب : يؤخذ عرق سوس مجرود الأعلى وكثيراء بيضاء من كلّ واحد عشرة دراهم ، كزبرة بير وأنيسون من كلّ واحد خمسة دراهم ، فوذنج نهريّ وفراسيون من كلّ واحد ثلاثة دراهم ، بزر خشخاش أبيض عشرون درهماً ، زهر أفسنتين وزهر إذخر وطباشير من كلّ واحد وزن درهمين . يدقّ وينخل ويلتّ بيسير دهن لوز حلو ودهن بنفسج ويعجن بمثل وزن الجميع ربّ عنب جيّد ، أملس وجلّاب عتيق . الشربة منه وزن عشرة دراهم بماء قد طبخ فيه مخّيطا وعناب . وعند النوم يؤخذ منه مثقال تحت اللسان ويبلع ما ذاب منه شيئاً بعد شيء ويتحسّى حسو نشاستج قد ألقي فيه عشرة قلوب لوز مقشورة مرضوضة ومثقال فانيذ ومثقال سكّر يداف فيه وقت أخذه إيّاه ماء شعير محكم الطبخ على مثل ذلك . وبالعشى حسو بيض رقيق مشويّ مع حبّتين فلفل ومثله كمّون أبيض .

٢,٣) صفة لعوق الخشخاش الذي كان [١٣٥ب] يصنعه النبتيّ لأمير المؤمنين عبد الرحمان بن محمّد وكان يحمده وينتفع به وهو لذيذ نافع مختبر ينفع من جميع ما تنفع منه هذه اللعوقات الخشخاشيّة المتقدّمة الذكر : يؤخذ عرق سوس مجرود الأعلى أوقيّتان ، بزر قرع وبزر بطّيخ وبزر قثّاء وبزر خيار مقشورة كلّها من كلّ واحد

خمسة دراهم ، بزر رجلة وبزر خطميّ وبزر خسّ وبزر رازيانج وأنيسون من كلّ واحد خمسة دراهم ، صمغ عربيّ و كثيراء بيضاء من كلّ واحد أوقيّة ، ربّ سوس طرطوسيّ سبعة دراهم ، حبّ صنوبر منقا خمسة دراهم ، بزرخشخاش أبيض أربعون درهماً ، فانيذ خزائنيّ أربع أواقيّ ٠ تدقّ اليابسة من هذه الأدوية ويدقّ الفول المصلوق والزراريع المقشورة والفانيذ حتّى يصير الجميع كالدماغ ٠ ثمّ يخلط كلّه حتّى يجود اختلاطه ويعجن بالعسل المنزوع الرغوة ويرفع ويستعمل ٠

٣,٣) صفة لعوق الصنوبر النافع من قروح الرئة والسعال والربو واللهب مخرج لمن في الصدر من الفضول اللزجة : يؤخذ لوز الصنوبر مقشور وأصل سوسن إسمانجونيّ وصمغ عربيّ من كلّ واحد رطل ، بزر كتّان مقلوّ وتمر هنديّ من كلّ واحد سبعة أرطال ٠ يدقّ الجميع وينخل ويعجن بسمن وعسل منزوع الرغوة عجناً ليّناً ويستعمل عند الحاجة ٠

٤,٣) صفة لعوق الطباشير النافع من السعال ونفث الدم والفضول الغليظة اللزجة ووجع الصدر وقروح الرئة : يؤخذ قاقلّة أربعة دراهم ، صمغ عربيّ ثمانية دراهم ، نشاستج وحبّ خشخاش أبيض وزنجبيل من كلّ واحد عشرة دراهم ، خيارشنبر أربعة دراهم ، سكّرطبرزد أربعون درهماً ، حبّ قثّاء وحبّ خيار مقشورين من كلّ واحد ثمانية دراهم ، ربّ سوس وكثيراء بيضاء من كلّ واحد خمسة دراهم ، بزر رازيانج وحبّ خشخاش أسود من كلّ واحد درهمان ٠ يدقّ الجميع وينخل ويعجن بعسل منزوع الرغوة وسمن بقرعجناً ليّناً ويستعمل ٠ نافع إن شاء الله تعالى ٠

٥,٣) صفة حبّ اتّخذه ابن زيرك نافع للسعال منضج يردع الموادّ الحادّة من آلآت النفس : يؤخذ زبيب منقا من حبّه وحبّ صنوبر وفستق ولوز حلو مقشور وحبّ قثّاء وحبّ خيار وبزر قرع حلو وكثيراء بيضاء وحبّ خشخاش أبيض وصمغ عربيّ وربّ

السوس وبزر رجلة وطباشير وفانيذ وسكّر بيّاض وقاقلّة [١٣٦أ] وساذج من كلّ واحد أجزاء بالسوية ٠ يدقّ الجميع ويعجن بماء حارّ ويحبّب كباراً أكبر ما يكون ويجفّف في الظلّ ويجعل تحت اللسان في كلّ وقت ويمتصّ ما ذلك منه فإنّه عجيب ٠

٦,٣) صفة معجون معتدل نافع للسعال ولضيق النفس : يؤخذ بزر قثّاء وبزر بطّيخ مقشورين وبزر رازيانج وأنيسون ولوز حلو وحبّ صنوبر وعلك بطم وزوفاء وكزبرة بير من كلّ واحد عشرة دراهم ، زعفران ثلاثة دراهم ، قشر سليخة وكثيراء بيضاء وأصول السوس مجرود من كلّ واحد وزن درهمين ، أفيون مثقال ٠ يدقّ الجميع وينخل ويعجن بوزن مئة وأربعين درهم فانيذ أبيض منزوع الرغوة ٠ والشربة منه درهم ونصف كيلا بالغداة على الريق بأسكرجة من ماء البقول الشريس والبسباس والكرفس ويوضع بالليل تحت اللسان ويكون غذاه طول الليل حسو نخالة ونشاستج باللوز والفانيذ وبزر رازيانج مسحوقة وبالعشى مزوّرة قطف أو خسّ أو سلق بأبزار ودهن شيرج أو فرّوج مطبوخ إسفيذباجة ويمنع أكل الخلّ والعسل والعدس ودخول الحمام وصبّ الماء لى الرأس والدنو من النار والغبار والحركة والجماع والتعب ٠

٧,٣) صفة أقراص نافعة للسعال وضيق النفس ووجع الصدر والحجاب ويحبس الدم الممتزج بالبلغم : يؤخذ أصل سوس مجرود الأعلى وربّ سوس وكثيراء بيضاء وصمغ اللوزين الحلو والمرّ وصمغ شجر عيون البقر ومصطكاء وصمغ بطم وصمغ الفستق ومرّ أحمر وأقاقيا وكهرباء وطين أرمنيّ ودم الأخوين وصمغ عربيّ وعصارة الطراثيث ولبان ذكر من كلّ واحد مثقالان ، زعفران درهم ٠ يدقّ الجميع وينخل ويعجن بماء قد طبخ فيه مخّيطا ويقرص أمثال الدنانير ويجفّف في الظلّ ويؤخذ منه قرص ويشرب مع ماء حبّ الريحان أو ورقه أو ماء الرجلة أو عنب الثعلب ويجعل منه في خلال النهار تحت اللسان وكلّما ذاب منه شيء ابتلع فإنّه نافع لما ذكرنا ٠

٣,٨) صفة دواء وصفه إسحاق لرجل به بهر وضيق النفس والسعال : يؤخذ دقيق باقلّى ودقيق حمّص ولوز حلو وبزر بطّيخ مقشور وكثيراء بيضاء ولبان وعلك بطم وأنيسون من كلّ واحد عشرة دراهم ، فراسيون وكزبرة بير وزوفاء وفوذنج من كلّ واحد أربعة دراهم ، بزر بنج أبيض وعرق سوس وبزر خشخاش أبيض من كلّ واحد عشرة دراهم [١٣٦ب] ٠ يدقّ الجميع وينخل ويعجن بوزن الدواء مرّتين عسل صعتريّ منزوع الرغوة ويجعل في برنيّة ملساء ٠ والشربة منه وزن درهمين ويوضع تحت اللسان ويمتصّ ويبتلع ما ذاب منه ٠

٣,٩) صفة حبّ الميعة للرازيّ نافع من السعال المزمن الذي يمنع صاحبه من النوم بالليل : يؤخذ مرّ وميعة وأفيون من كلّ واحد جزء ٠ يتّخذ حبّاً كالترمس ويعطى الليل منه حبّة أو حبّتين ويسقى بشراب الخشخاش ٠

٣,١٠) صفة لون يليّن الصدر ويصلح النسمة والدبيلات : تشوى البصل في التنّور ويقشر قشره الأعلى ويطعمه المريض بدهن لوز ٠

٣,١١) صفة مروخ يليّن الصدر ويستعمل في السعال اليابس والسلّ : يؤخذ شمع أصفر عشرة دراهم ، دهن خيريّ أصفر رطل ، ميعة خمسة دراهم ، شحم بطّ عشرة دراهم ٠ يجمع ذلك ويمرخ به الصدر وذات الجنب فإنّه مجرّب ٠

٣,١٢) صفة ضماد نافع للشوصة ولوجع الصدر ويسكّن الوجع وينضج : يؤخذ بنفسج يابس وبابونج و شبثّ ونخالة وخطميّ ودقيق شعير ودقيق بزر الكتّان ودقيق الحلبة ، وربّما زيد رماد الكرم وشحم عتيق إذا لم يكن في الموضع العليل حرارة كثيرة ٠ يدبّر الجميع ضماداً ويستعمل ٠

٣,١٣) صفة دواء يسقى لذات الجنب فيسرع النضج ويسهل النفث : يؤخذ ربّ سوس وبنفسج يابس من كلّ واحد عشرة دراهم ، نشاستج وكثيراء وبزر خطميّ وبزر

رازيانج من كلّ واحد ثلاثة دراهم . تجمع مدقوقة منخولة ويعجن بلعاب بزرقطوناء ولعاب بزر كتّان ولعاب حبّ السفرجل ويقرص ويسقى بشراب البنفسج .

١٤,٣) صفة حبّ يسهل أصحاب الربو الذي مع جساء : يؤخذ نوّار بنفسج درهم ، ربّ سوس مثله ، غاريقون دانق ونصف . يسحق ويعجن بالماء ويحبّب ويشرب مرّة .

١٥,٣) صفة طبيخ الزوفاء الصغير للرازيّ وهو يصلح للسعال الذي معه يسير حرارة وخشونة الصدر : يؤخذ تين أصفر عشرون حبّة ، عناب عشرة حبّات ، سبستان ثلاثون حبّة ، زبيب منزوع العجم عشرة دراهم ، بزر خطميّة وزوفاء مثله ، حبّ سفرجل وبزرقطوناء من كلّ واحد خمسة دراهم ، بنفسج يابس ثلاثة دراهم ، أصل سوس مجرود مرضوض عشرة دراهم . يطبخ الجميع بثلاثة أرطال ماء إلى أن يذهب الثلثان ويبقى الثلث ويشرب منه ثلاث أواقيّ مع يسير بنفسج مربّا ودهن لوز حلو .

١٦,٣) صفة أقراص [١٣٧أ] لنفث الدم : يؤخذ كندر ودم أخوين من كلّ واحد ثلاثة دراهم ، كهرباء خمسة دراهم ، نشاستج وطين مختوم من كلّ واحد وزن درهمين . تجمع الأدوية مدقوقة منخولة ويعجن ويتّخذ منها عشرة أقراص . الشربة منه قرص واحد بماء الباذروج .

١٧,٣) صفة طلاء يقطع نفث الدم إذا طلي على الصدر ويطلى على القروح الصغار والبواسير : يؤخذ أقاقيا وعصارة لحية التيس وكندر وعفص وزعفران ومرّ وصمغ عربيّ وطين أرمنيّ وأفيون من كلّ واحد جزء . تجمع هذه الأدوية مدقوقة منخولة ويعجن ويطلى على الصدر عند الحاجة . وإن كان نزف الدم من المثانة والدبر يطلى بها السرّة وأسفل السرّة والبطن ويحقن به لنزف الدم من الطمث ويطلى به العانة .

١٨,٣) صفة لعوق الخشخاش وصفه زياد لرجل كان به وجع الصدر والسعال وفضول منحدرة من رأسه إلى صدره فذهب عنه ذلك : يؤخذ كثيراء بيضاء وصمغ لوز من كلّ واحد عشرة دراهم ، قشر سليخة أربعة دراهم ، زنجبيل يابس ثلاثة دراهم ، فوذنج مثله ، بزر قثّاء مقشور وبزر خيار من كلّ واحد أربعة دراهم ، بزر بطّيخ مقشور ثلاثة دراهم ، بزر رازيانج خمسة دراهم ، بزر خشخاش أبيض خمسة عشر درهماً ، كاربا وبسد محرق من كلّ واحد خمسة دراهم ، زعفران مثقال ٠ يدقّ ذلك كلّه ويعجن بفانيذ مذاب على النار كفايته حتّى يصير بمنزلة العسل الخاثر ويؤخذ منه بالغداة ملعقة وهي قدر مثقالين وعند النوم مثل ذلك ويحتمي عن الامتلاء من الطعام وكثرة الحركة ويلزم السكون والدعة ولا يعمل من الأعمال شيئاً ثقيلاً ويقتصر على الأغدية اللطيفة مثل البيض المشويّ الرقيق وأكل الفراريخ الآناث والذكور واللحم الصغير وسفيدباج بقطف السمك الطريّ مشوياً أو ما شاكل ذلك ويجنّب البقول الحرّيفة والألبان والجبن والأغدية الغليظة فإنّه نافع إن شاء الله تعلى ٠

١٩,٣) صفة أقراص الخشخاش : يؤخذ بزر خشخاش أبيض وبزر قرع وبزرقثّاء من كلّ واحد عشرة دراهم ، نشاستج وكثيراء وصمغ وربّ سوس من كلّ واحد خمسة دراهم ، كندر ذكر وطين أرمنيّ ودم أخوين وكهرباء من كلّ واحد وزن درهمين ، مرو ودارصينيّ وأفيون من كلّ واحد درهم ٠ يتّخذ أقراصاً ويسقى [١٣٧ب] بشراب ٠

٢٠,٣) صفة سفوف ينفع من نفث الدم من الصدر من وقته من كتاب الكافي : يؤخذ كندر ودم أخوين من كلّ واحد جزء ، كهرباء نصف جزء ، شاذنة وطين مختوم من كلّ واحد جزء ونصف ، شبّ يمانيّ وجلّنار من كلّ واحد جزء ٠ يدقّ الجميع ويسقى منه ثلاثة دراهم مع وزن قيراط أفيون وزن قيراط بزر بنج و دانقين من دارصينيّ أو سنبل

أو مرّ أو قسط ، وينغرغر بماء والخلّ بالغداة وبالعشي ٠ والأجود أن يسقى هذا الدواء بماء الباذروج أو ماء البقلة الحمقاء إن كان بالعليل حرارة وذلك أنفع ٠

٢١,٣) صفة شراب السوس النافع لأصحاب السعال العتيق وجميع العلل التي تكون في الصدر والرئة من النزلات والدم وضيق النفس ويدرّ البول ولا يقربه أصحاب الحمّيات وهو معتدل في مزاجه ومنافعه كثيرة : يؤخذ من أصول السوس المجرود الأعلى ستّون درهماً ، كزبرة بير وخشخاش أبيض من كلّ واحد عشرون درهماً ، زوفاء يابس وبزر خطميّ وبزر رازيانج عريض وأنيسون من كلّ واحد عشرة دراهم ، عناب ومخّيطا منزوع الأقماع من كلّ واحد حبّة ٠ يجمع ذلك وينقع في عشرة أرطال ماء حارّ يوماً وليلة ٠ ثمّ يطبخ بنار ليّنة إلى أن يبقى الثلث ويمرس ويصفّى ماؤه ويعاد ذلك الصفو مع رطلين من ربّ العنب الأملس ورطل فانيذ حتّى يصير في قوام العسل وعند ذلك ينزل ويترك حتّى يبرد ويرفع ٠ الشربة منه أوقيّة بأربعة أمثاله ماء ويتّخذ في وقت السعال فإنّه نافع إن شاء الله تعالى ٠

٢٢,٣) صفة شراب الزوفاء النافع من السعال الحادث من النزلات ويليّن الصدر من اليبس ويمنع من سواء النفس والبهر المحفز والسعال المتعب وهو في مزاجه معتدل : يؤخذ أصول السوس المجرود الأعلى عشرون درهماً ، لحاء أصل رازيانج ولحاء أصل الكرفس وكزبرة بير وزوفاء من كلّ واحد عشرة دراهم ، بزر خطميّ وبزر خبّازى ولبّ بزر قثّاء ولبّ بزر خيار وشعير مقشور من كلّ واحد ثلاثة دراهم ، عناب وسبستان من كلّ واحد أربعون عدداً ، زبيب منزوع العجم ثلاثون درهماً ، تين أبيض عشر حبّات ٠ يجمع ذلك وينقع في عشرة أرطال ماء حارّ ٠ ثمّ يطبخ بنار ليّنة إلى أن يبقى خمسة أرطال وينزل ويصفّى في غربال شعر ٠ ثمّ يبرد ويعاد إلى النار مع رطلين من سكّر بيّاض ويطبخ بنار ليّنة حتّى يصير في قوام الجلّاب ويصفّى ٠ [١٣٨أ]

والشربة منه أوقيّة إلى أوقّتين منزوجاً بالماء فإنّه نافع ٠ وقد يعمل بربّ العنب بلا سكّر فيقوم مقامه وكلّ ذلك نافع ٠

٢٣,٣) صفة لعوق السوس النافع لنفس الكيموس الغليظ الدمويّ وينقي الصدر : يؤخذ عصير سوس أوقيّة ، كثيراء بيضاء ولوز مرّ من كلّ واحد جزء بالسوية ٠ يدقّ وينخل ويعجن بعسل حتّى يصير كالعسل الخاثر ٠ ثمّ يرفع ويلعق منه العليل مثل العفصة بالغداة والعشى ٠

٢٤,٣) صفة ضماد نافع من الشوصة : يؤخذ بنفسج يابس ونخالة حوارى ودقيق شعير منخول وخطميّ ودقيق باقلّى وبابونج وإكليل ملك من كلّ واحد جزء بالسوية ٠ يخبص بشمع ودهن بنفسج ويضمد به الجنبان وقد يصير معه الكرنب النبطيّ والحلبة وبزر الكتّان إذا احتيج إلى الإنضاج ٠

٢٥,٣) صفة حبّ يوضع تحت اللسان من كتاب الميامر لجالينوس : زبيب منقا ستّون حبّة عدداً ، لوز مقشور مثله يعجن بعسل مطبوخ ويعطى منه مقدار بندقة تمسك في الفم تحت اللسان فإنّه نافع إن شاء الله تعالى ٠

٢٦,٣) صفة شراب الخشخاش من كتاب جالينوس في الأدوية المركّبة الذي كان يتّخذه ويختاره ويرضاه في النزلات التي تنزل في الحلق والصدر فيحدث السعال : يؤخذ من رؤوس الخشخاش الوسط ما بين الكبيرة والصغيرة مئة خشخاشة فيلقى عليه عشرة أقساط ماء مطر أو ماء عذب صافي ويصير في قدر حديد ويترك يوماً وليلة وليكن الماء حارّاً ٠ ثمّ يطبخ حتّى يبقى من الماء الثلث أو الربع ٠ ثمّ يخرج الخشخاش ويلقى على الماء من العسل مثل نصف كيلة ويطبخ بنار ليّنة ليس لها دخان حتّى يصير في ثخن العسل ويرفع ويستعمل ويسقى منه لمن يحتاج إلى النوم قدر ملعقة ؛ وقد يلقى مع الخشخاش في بعض الأوقات من أصول السوس في أوّل

الطبخ فيكون فيه قوّة جلاء ٠ وإن كان المستعمل له محروراً وكان ما ينحدر من رأسه إلى قصبة رئته مادّة لطيفة فيمنعه من النوم بسبب ما يحدث من السعال فاجعل بدل العسل عقيد العنب الطيّب لأملس ٠ والشربة التامّة منه مقدار ملعقتين فيما يلي هذا المقدار ٠ وينبغي أن يزاد في هذا المقدار وينقص منه بحسب السنّ والوقت من البلد [١٣٨ب] والسنّة فإنّ هذه كلّها إن كانت مائلة إلى البرد فينبغي أن يقلّ من الدواء وإن كانت مائلة إلى الحرارة فينبغي أن يعطي منه أكثر وليس يخفى عليك أن يسقى مقدار أكثر ومقدار أقلّ بمقدار الشيء المنحلب إلى الصدر وبحسب كيفيّته وهذا شيء عامّ في جميع أبواب العلاج ٠

٢٧,٣) صفة حبّ في ابتداء العلّة وينفع من السعال الذي لم يعتق وذلك أنّه يسكّن الوجع ويحلب النوم وينفع من نفث الدم ومن جميع المدّة ويسمّى (...) وهو من كتاب جالينوس٠ أخلاطه : مرّ وأفيون من كلّ واحد جزء يعافان بعقيد العنب ويعمل منه أمثال الكرسنّة ويعطى منه حبّة في وقت النوم ٠ وهو نافع لما ذكرنا إن شاء الله تعالى ٠

٢٨,٣) صفة حبّ للسعال اليابس : يؤخذ ميعة سائلة وعصارة خشخاش من كلّ واحد جزء ، زعفران نصف جزء ٠ يدقّ الجميع ويتّخذ منه حبّاً بمقدار الفلفل يضعه تحت لسانه ٠

٢٩,٣) صفة دواء آخر لجالينوس يسمّيه "الدواء الكامل" ينفع من السعال الكامل وكان يعالج به وذكر أنّه دواء نفيس : يؤخذ أفيون عشرة مثاقيل ، خسّ عشرون مثقالاً ، أصل الجواشير ستّة و ثلاثون مثقالاً ، مرّ أربعة عشر مثقالاً ، زعفران تسعة مثاقيل و قد ألقي فيه أوقيّة ٠ يعجن الجميع بعسل وقد يسقى منه بمقدار القوّة المقدار

المعتدل ٠ وينبغي أن يسقى منه من كانت به حمّى مع ماء ومن لم يكن به حمّى مع شراب فإنّه نافع ٠

٣٠،٣) صفة أقراص تنفع من أنواع السعال وتبيّن أثر منفعتها من ساعتها : يؤخذ عرق سوس نصف مثقال ، زعفران ربع مثقال ، مرّ مثقال ، دارصينيّ ثلثا مثقال ، بزر بنج ثلث مثقال ، بزر خشخاش أسود مثقالان ، بزر سيكران ثلث مثقال ، بزر خسّ مثله ، ويعجن بعقيد العنب ويتّخذ منه أقراص وزن كلّ قرص سدس مثقال ويسقى بشراب حلو مقدار ثلث قوطوليّ ٠

٣١،٣) صفة لعوق الطباشير ألّفه ابن ماسويه للسعال الذي لا ينفث معه شيء ٠ أخلاطه : طباشير أربعة مثاقيل ، طين البحيرة مثقالان ، جوزبوّا مثقال ، دارفلفل مثقالان ، سكّرطبرزد ستّة عشرمثقالاً ٠ يدقّ ذلك كلّه غير السكّر فإنّه يدقّ على حدته ويخلط الجميع ويعجن بعسل منزوع الرغوة وسمن بقر ويلعق منه ملعقة عند النوم فإنّه نافع ٠

٣٢،٣) صفة لعوق دبّره إسحاق لمن [١٣٩أ] سعال من مسلولين وخاصّة إذا كان سعالهم من نوازل تنحدر إلى صدرهم وتولّد منها رطوبات غليظة لزجة : عناب خمسون حبّة ، مخّيطا مئة حبّة ، زبيب منزوع العجم عشرون درهماً ، بزر خطميّ وبزر خيار من كلّ واحد ثلاثة دراهم ، سرطانات نهريّة عشرون درهماً ، كزبرة بير وعصا الراعي و لسان حمل من كلّ واحد جزء ، عود سوس مجرود أوقيّة ٠ يجمع ذلك ويطبخ في ثمانية أرطال ماء بنار ليّنة حتّى يصير إلى رطلين ٠ ثمّ يصفّى ويلقى عليه من الميبختج ثلث رطل ومن السكّرطبرزد ثلثا رطل ويطبخ حتّى يصير بمنزلة العسل وينزل عن النا ٠ ثمّ يؤخذ من الصمغ العربيّ والكثيراء وحبّ السفرجل من كلّ واحد ثمانية دراهم ، نشاستج سبعة دراهم ، بزر خشخاش أبيض خمسة دراهم ٠ يدقّ ذلك

وينخل ويعجن الجميع بالدواء المطبوخ ويلعق منه في كلّ يوم ويحتسب أخذه والمعدة مملوّة لأنّه في ذلك الوقت غير محمود بحسب أنّه يطفئ الطعام ويمنعه الهضم .

٣,٣٣) صفة دواء من كتاب جالينوس يوقف الدم : يؤخذ زعفران ومرّ وأصول السوس وسنبل الطيب وأقاقيا من كلّ واحد (٠٠٠) ، أفيون وقسط وفلفل من كلّ واحد نصف أوقيّة ، ورد يابس أربع أواقيّ . يدقّ الجميع وينخل ويعجن بكفايته من العسل . الشربة مثل الباقلّاة الكبيرة .

٣,٣٤) صفة أقراص الكهرباء لجالينوس نافعة من نفث الدم والسعال الحديث والعتيق وأصحاب قرحة الرئة وأصحاب النفث ومن به مدّة مجتمعة في صدره ومن به القيح وهي أيضاً تنفع الأذن : يؤخذ بزرقطوناء خمسة وأربعون مثقالاً ، أصل السوس ومصطكى وكهرباء وزعفران من كلّ واحد ثلاثون مثقالاً . تستخرج رغوة البزرقطوناء وتعجن بها الأدوية ويعمل أقراصاً ويسقى منها نصف مثقال عند النوم .

٣,٣٥) صفة دواء من كتاب جالينوس يقال له "الصنوبر" على ما وجدناه في كتاب بقراط وينفع لأصحاب قروح الأمعاء والنوازل المنحدرة من الرأس ومنفعته أخذ باليد : يؤخذ زعفران وقسط وجنديبدستر وأسارون وبزرالبنج وأفيون وميعة من كلّ واحد مثقال ، ومن الناس من يلقي من بزر [١٣٩ب] البنج النصف ، ويعجن بعسل ويستعمل .

٣,٣٦) صفة ضماد من كتاب مسيح نافع من وجع الصدر والشوصة المتقادمة والسعال والسلّ : يوخذ من الشبّ والبابونج وبزر الكتّان وحلبة وخطميّ وبقلّا من كلّ واحد ملء كفّ ومن دقيق الشعير جزآن . يدقّ ذلك وينخل ويخلط ويطبخ بدهن يوافق العلّة إن كانت مائلة إلى البرد فبدهن خيري أو زنبق ويجعل مع الدهن ماء ويلطخ على خرقة ويضمد به الصدر .

٣٧,٣) صفة ضماد ألّفته وعرفت فضله نافع من نفث الدم من الصدر أو من الرئة أو من أي موضع كان من باطن البدن : يؤخذ مرّ وصبر ولبان وزعفران من كلّ واحد درهم ، أقاقيا وكاربا ودم أخوين وشياف ماميثا وشبّ أبيض وطين أرمنيّ وزاج وقشور رمّان وسمّاق وعفص من كلّ واحد وزن درهمين ، أفيون وبزر بنج وكرفس وحرف ونانخاه من كلّ واحد ثلاثة دراهم ٠ يدقّ الجميع ويعجن بخلّ قد طبخ فيه ريحان أو قشور رمّان ويدقّ في الهاون حتّى يأتي في ثخن العسل ويرفع في خرقة على الصدر ويترك حتّى ينشف ثمّ يعاد يفعل ذلك مرّات كثيرة حتّى يبرأ ٠

٣٨,٣) صفة شراب نافع من بحّة الصوت ووجع الحلق وانقطاع الكلام : يؤخذ التيس اليابس أو الرطب فيطبخ مع الفوذنج طبخاً جيّداً ويصفّى ويؤخذ الصمغ العربيّ فيسحق ويخلط معه حتّى يصير مثل العسل ويلعق من العليل غدوة وعشية فإنّه مجرّب ٠

وأعرفكم سرّاً في أمراض الصدر والرئة ٠ اعلموا أنّه لا يتوصّل إلى علاج ما حدث في الرئة من السعال المزمن أو من طرح دم أو قيح أو غير ذلك بأسرع منفعته وأنجح وأظهر أيّة من الضمادات المستعملة من خارج ٠ فقد جرّبت ذلك كثيراً وذلك فما يصل إلى الرئة من البخورات فاحفظوا هذا السرّ وجرّبوه كما جرّبت ٠ تفقوا منه على صحّته وتقين ٠

تمّت المقالة الثانية والعشرون من كتاب الزهراويّ ويتلوها في المقالة الثالثة والعشرون الكلام في الضمادات ٠

والحمد لله وحده وصلواته على سيّدنا محمّد وآله وصحبه وسلّم تسليماً ٠

El Tratado XXII: Texto Español

En el Nombre de Dios Clemente y Misericordioso[53]. Tratado XXII del *Kitāb al-Taṣrīf* (Libro de la disposición médica), de Al- Zahrāwī.

He dedicado este tratado a los remedios beneficiosos para las enfermedades del pecho que están relacionadas con la tos, la úlcera pulmonar, la ronquera, el asma, la disnea, el esputo de sangre, el pus y la dificultad respiratoria[54], etc., así como también para la respiración fatigosa, los dolores de vientre y los retortijones. Y lo he escrito con un carácter independiente y autónomo, es decir, sin tener en cuenta, salvo en pocas ocasiones, los otros tratados que se refieren al mismo tema. De manera que, si cualquier médico requiere de algún contenido añadido, necesitará consultar el resto de tratados: el de los elec-

---

53 El Ms. de Estambul añade: Dios sea misericordioso contigo, y te bendiga y salve con la mejor de las creaciones.

54 *Nasma*, en árabe. El término designa la dificultad para respirar que surge de contracciones temporales en los músculos de los bronquiolos pulmonares y es causada por una sensibilidad intrínseca a sustancias vegetales o proteicas vivas.

tuarios[55], los polvos medicinales, las pastillas, los sahumerios y los vendajes, pues allí el que busca encontrará lo que desea.

He dividido este tratado en tres capítulos:

Capítulo 1º: Acerca de los remedios de la tos caliente.

Capítulo 2º: Acerca de los remedios de la tos fría.

Capítulo 3º: Acerca de los remedios intermedios entre el calor y el frío.

[1] **Capítulo 1º: Acerca de los remedios de la tos caliente**

[1.1] Receta de un electuario, hecho con grano de membrillo, que es beneficioso para la tos seca, la aspereza del pecho y la ronquera; asimismo es bueno para los tísicos[56] y también para los niños desbordados por la sequedad causada por el calor: Se coge ½ onza[57] de grano de membrillo y ½ libra[58] de agua caliente, y se bate muy bien hasta tener la apariencia de la saliva; entonces se extrae todo con cuidado, se le añade 1 libra de alfeñique *juzā'inī*[59] y ½ onza de aceite de violeta iraquí y se

55 La'ūq, en árabe. El electuario es un preparado farmacéutico de consistencia líquida, pastosa o sólida hecho con varios ingredientes, casi siempre vegetales, y cierta cantidad de miel jarabe o azúcar.
56 Aquí acaba el Folio 112 del manuscrito de Estambul.
57 v. Índice de pesos y medidas.
58 v. Índice de pesos y medidas.
59 En árabe, *al-fānīḏ al- juzā'inī* (alfeñique *juzā'inī*), llamado también *al-fānīḏ al-siŷzī* (alfeñique de Siŷistān). El alfeñique se hace del azúcar de la *Asclepias gigantea*, es decir, el jugo que desprende este árbol. Cf. Concepción Vázquez de Benito y Mª Teresa

pone a fuego lento; luego se bate todo suavemente, hasta estar coagulado y tener la consistencia del *fālūḏ* [60], y se tomará chupado en cualquier momento del día y al acostarse para dormir. Ciertamente es un remedio extraordinario. Y si al enfermo le sobreviene mucha calentura, en lugar del agua se pondrá jugo de granada dulce. Ciertamente es definitivo.

[1.2] Receta de un electuario beneficioso para la tos, el pus y el esputo de sangre; asimismo quita la sed, calma la fiebre y beneficia a los tísicos y a los enfermos del pecho: Se coge 20 uvas; 40 frutos de sebestén; 5 higos; madera de áloe y regaliz pelado, desmenuzado y limpio, de cada cosa 1 onza; y 5 *dírhems*[61] de culantrillo. Se cuece todo eso en 5 libras de agua hasta que quede 1 libra, se cuela y se condensa con ¼ de libra de alfeñique y la misma cantidad de arrope de uva. Entonces se coge pulpa de cohombro, de pepino, de grano de calabaza y de semilla de melón, y semilla de verdolaga, de cada cosa, 4 *dírhems*; tragacanto **[f.121vº]**, goma arábiga, arrope de regaliz, almidón, semilla de adormidera blanca y almendra dulce, de cada cosa, el peso de 2 *dírhems*. Se tritura todo, se amasa con el remedio condensado y se aparta en un recipiente. La dosis es de 5 *dírhems*.

[1.3] Receta de un electuario beneficioso para la dificultad respiratoria y la tos originada por una enfermedad del pulmón y el diafragma. Asimismo, facilita la respiración: Se coge 40

Herrera, *Los arabismos de los textos médicos latinos y castellanos*, Consejo Superior de Investigaciones Científicas, Madrid, 1989, p.181.

60 Especie de sorbete.

61 v. Índice de pesos y medidas.

dírhems de orozuz pelado, de alfeñique natural y de semilla de adormidera blanca; 20 *dírhems* de de tragacanto blanco, de arrope de regaliz y de harina de habas; y 10 *dírhems* de anís y de almidón. Se tritura todo eso, se tamiza y se amasa con la suficiente cantidad de miel pura sin escoria. Se ha de tomar 1 o 2 meticales[62] del remedio. Ciertamente está comprobado.

[1.4] Receta de un electuario beneficioso para el asmático y para el que padece alguna enfermedad pulmonar, esputo de sangre y pus: Se coge harina de habas y almendra dulce pelada, de cada cosa, 10 *dírhems*; tragacanto blanco y goma-resina de terebinto, de cada cosa, 5 *dírhems*; 7 *dírhems* de semilla de cohombro; 1 *dírhem* de azafrán; y 15 *dírhems* de semilla de adormidera. Se tritura esto y se tamiza; luego se le añade la goma, junto con 60 *dírhems* de arrope de uva, y se mezcla todo. Se ha de tomar 2 meticales de este medicamento por la mañana y otros 2 meticales en el momento de acostarse para dormir.

[1.5] Receta de un electuario beneficioso para el dolor de pecho, el asma y la tos causada por la calentura y la sequedad: Se coge un puñado de sebestén; 50 granos[63] de uva; 20 *dírhems* de orozuz descortezado por arriba; y la misma cantidad de semilla de malvavisco. Se cuecen estos remedios en 7 libras de agua hasta que queden 2 libras, se le añade el peso de 1 libra de mosto concentrado[64] y ½ libra de alfeñique blanco, y se cuece

62 v. Índice de pesos y medidas.

63 v. Índice de pesos y medidas.

64 *Maybajtaŷ*, en árabe: Jugo de uva hervida hasta quedar ¼ del producto tras la evaporación. Cuando, después de la evaporación, queda 1/3, se denomina en árabe *muṯallaṯ*. A este jugo también se

todo a fuego lento hasta tener la consistencia de la miel espesa. Se ha de lamer un poco del preparado. Y si quieres, puedes agregarle harina de haba tamizada en una pieza de seda y mezclarlo todo muy bien, y entonces el remedio es más potente en calmar la dolencia.

[1.6] Receta de un electuario que elimina los quimos sanguinolentos del pecho, es beneficioso para la fiebre y sana el pecho y la úlcera pulmonar: Se coge almidón de trigo y grano de membrillo pelado, de cada cosa, 5 *dírhems*; habas machacadas, grano de melón pelado, semilla de malvavisco y bolo arménico, de cada cosa, 9 *dírhems*; 10 *dírhems* de grano de cebada blanca pelado; y goma y tragacanto blanco, de cada cosa, 3 *dírhems*. Se tritura todo, se tamiza, se mezcla con aceite de violeta, se amasa con ¼ de mosto concentrado y se toma un poco cada mañana con el estómago vacío.

[1.7] Receta de un electuario para la tuberculosis, la úlcera pulmonar y la tos: Se coge 1,5 onzas **[f.122rº]** de habas; almidón, tragacanto blanco y goma arábiga, de cada cosa, ½ onza; 1 onza de semilla de melón y 2 onzas de pasas cocidas, de almendras y de violeta. Se amasa todo con *nabīḏ*[65]. La dosis es de 5 *dírhems*.

[1.8] Receta de un electuario que laxa el vientre, elimina la aspereza del pecho, purifica los pulmones y es beneficioso

---

le llama melote. Para diferenciar ambos términos he optado por traducir *muṯallaṯ* como melote condensado, y *maybajtaŷ*, como mosto concentrado.

65 Bebida espiritosa obtenida de la fermentación ligera de dátiles secos o de pasas. Vino.

para la tos causada por el calor: Se coge 3 onzas de pepino; y uvas y sebestén, de cada cosa, ½ libra. Se cuece todo en 10 libras de agua hasta que quede 1/3 y, entonces, se le añade 1/3 de libra de violeta seca[66]. La dosis es de 3 *dírhems*.

[1.9] Receta de un electuario que es beneficioso para lo mismo; y, además, suaviza el pecho y elimina la disentería, la ronquera y la tos exagerada: Se coge 20 *dírhems* de cebada limpia, 20 uvas, 40 sebestenes, 5 granos de higos, 10 *dírhems* de pasas sin hueso, 10 *dírhems* de raíz de regaliz, y 2 *dírhems* de culantrillo. Se cuece todo en 4 libras de agua hasta que quede 1 libra y se condensa con 1 onza de alfeñique, 3 onzas de agua de caña de azúcar y 3 onzas de agua de granada sin semillas. Cuando esté condensado, se le añade semilla de pepino, de cohombro, de melón, de calabaza y de verdolaga, de cada cosa, 3 *dírhems*; 2 *dírhems* de arrope de regaliz; y 3 *dírhems* de almidón; y, una vez preparado el remedio, se emplea.

[1.10] Receta de un electuario de adormidera beneficioso para la tos, la disnea y la dificultad respiratoria. Está probado: Se coge semilla de cohombro, semilla de melón, semilla de calabaza toda pelada, semilla de lechuga, tragacanto blanco, almendra dulce pelada, harina de cebada tamizada y raíz de regaliz sin piel por arriba, de cada cosa, 10 *dírhems*; 7 *dírhems* de culantrillo; semilla de hinojo, anís, azafrán, almidón y semilla de membrillo, de cada cosa, 3 *dírhems*; y 40 *dírhems* de semilla de adormidera blanca. Se tritura todo, se tamiza, se amasa con el peso de 1 libra de arrope de uvas frescas y se

66 Aquí acaba el Folio 113 del manuscrito de Estambul.

aparta en un recipiente de arcilla plano por dentro. La dosis es de 2 meticales por la mañana y al acostarse para dormir con agua de cebada caliente. Y, entretanto, al enfermo le es beneficioso enriquecer la cebada y el almidón con aceite de almendra dulce y alfeñique; y, por las noches, tomar patas de cabra, pollitos machos o aves gordas especialmente cocidas, o verdolaga o legumbres del Yemen[67].

[1.11] Receta de un electuario de adormidera de Ibn Māsawayh[68] que está probado para todas las enfermedades que afectan al pecho junto con fiebre y asma: Se coge 30 *dírhems* de adormidera blanca; semilla de malvavisco, tragacanto, goma arábiga, cohombro y semilla de membrillo, de cada cosa, 7 *dírhems* **[f.122vº]**; 2 *dírhems* de raíz de regaliz descortezada y triturada; y 5 *dírhems* de zaragatona. Se macera todo en 5 libras de agua de lluvia durante un día y una noche, y, luego, se cuece a fuego lento, hasta que mengue la mitad, y se cuela. A continuación, se coge lo que se ha colado, se le añade 1 libra de arrope de uva y 1/3 de libra de alfeñique y se vuelve a poner en el fuego a cocer. Cuando se haya condensado, se aparta y se deja enfriar. Entonces se guarda en un recipiente de arcilla plano y se emplea la cantidad que necesites.

[1.12] Receta de otro conocido electuario de adormidera que es beneficioso para el esputo de sangre, la fiebre aguda, el dolor de pecho, la tos y la pleuresía: Se coge rosa roja sin pedúnculos y goma arábiga, de cada cosa, 4 *dírhems*; almidón de trigo, tragacanto blanco y grano de adormidera, de cada cosa,

---

67 Acelgas.

68 v. Introducción y nota 31.

2 *dírhems*; clarión y azafrán, de cada cosa, 1 *dírhem*; y 2 *dírhems* de arrope de regaliz. Se tritura todo, se tamiza, se amasa con melote condensado[69], se toma junto con maná de Persia[70] o guiso de hisopo, y se emplea[71].

[1.13] Receta de un electuario de adormidera que beneficia la tos crónica y la aguda y que facilita la expectoración. Es asombroso y bien conocido para las enfermedades del pecho: Se coge raíz de regaliz, grano de adormidera, tragacanto blanco, alfeñique y espicanardo, de cada cosa, 30 *dírhems*; goma arábiga, arrope de regaliz, ácoro, harina de habas, semilla de hinojo ancho, semilla de lechuga, almidón, semilla de verdolaga y semilla de calabaza dulce pelada, de cada cosa, 5 *dírhems*. Se tritura todo, se tamiza y se amasa con miel pura sin escoria. La dosis es de 3 *dírhems*.

[1.14] Receta de un electuario que limpia las impurezas en el pecho y está hecho con leche de burra y, para los niños, con

---

69 En este caso se refiere al jugo de uva hervida que, tras la evaporación, queda 1/3 del producto, y se denomina en árabe *muṯallaṯ*, para diferenciarlos he optado por traducir este término como melote condensado, para diferenciarlo del otro tipo de mosto concentrado. Recordemos que, cuando queda ¼ del concentrado, se llama *maybajtaŷ*. v. nota 64.

70 *Alhagi maurorum*: Es una especie de arbusto perteneciente a la familia de las fabáceas, como la retama. Es una planta perenne que crece a partir de un masivo sistema de rizomas que puede extenderse más de dos metros en el suelo Se trata de un follaje gris verdoso muy ramificado, con largas espinas a lo largo de las ramas. Lleva pequeñas flores, de color rosa brillante y pequeñas vainas de leguminosas, que son de color marrón o rojizo y constreñida entre las semillas. Las semillas están manchadas de color marrón.

71 El manuscrito de Estambul añade: si Dios el Altísimo quiere.

leche de mujer. Asimismo, beneficia la fiebre y la ronquera: Se coge arrope de regaliz, tragacanto blanco y alfeñique, de cada cosa, 4 *dírhems*; y 1 *dírhem* de mucílago de membrillo seco. Se juntan estos remedios, después de ser machacados, tamizados y amasados con miel pura sin escoria, aceite de almendra, manteca de vaca y nata, y se emplea. Ciertamente es beneficioso, si Dios el Altísimo quiere.

[1.15] Receta de un electuario de adormidera de Isḥāq Ibn ʿImrān[72] que es beneficioso para todas las enfermedades del pecho debidas a los resfriados y que están acompañadas de mucha tos: Se coge 30 *dírhems* de raíz de regaliz pelado, después de ser triturado y tamizado algunas veces; alfeñique, espicanardo y almendra dulce pelada, de cada cosa, 36 *dírhems*; tragacanto blanco, goma arábiga y harina de haba[73], de cada cosa, 1 onza; 10 *dírhems* de harina de cebada **[f.123rº]**, cilantro, culantrillo, semilla de hinojo, anís y semilla de verdolaga, de cada cosa, 1 onza; y 20 *dírhems* de semilla de adormidera. Se tritura cada uno por separado, se tamiza lo que quieras y necesites, y se amasa con miel pura sin escoria. Entonces se aparta en un recipiente de arcilla plano y se emplea según las crisis del enfermo.

[1.16] Receta de un remedio beneficioso para la tos y los resfriados frecuentes que afectan al pumón. Se coge adomidera y se cuece con 1/4 de mosto concentrado. Luego se le añade aceite de almendra y se condensa. Se tomará cada día la cantidad equivalente a un huevo.

---

72 v. Introducción y nota 28.

73 Aquí acaba el Folio 114 del manuscrito de Estambul.

[1.17] Receta de un electuario de clarión que es beneficioso para la tos áspera y la úlcera pulmonar debido a la fiebre: Se coge goma arábiga, almidón y adormidera blanca, de cada cosa, 3 *istārs*[74]; jengibre, tragacanto blanco y cardamomo, de cada cosa, 1 *dírhem*; 20 *dírhems* de azúcar blanca refinada; 4 *dírhems* de clarión; y grano de cohombro pelado, grano de almendra dulce y almendra de piñón pelada, de cada cosa, 8 *dírhems*. Se tritura todo, se amasa con miel, manteca o nata y se aparta en un recipiente. También se le puede añadir en la dosis 5 *dírhems* de tragacanto, y, entonces, es más eficaz, con la potestad de Dios el Excelso y el Sublime.

[1.18] Receta de un remedio compuesto por Isḥāq que es beneficioso para el que padece úlceras y llagas en la tráquea y no puede tomar medicamentos por su debilidad corporal: Se coge semilla de lechuga, semilla de cohombro, semilla de melón, zaragatona, semilla de verdolaga, tragacanto blanco y semilla de membrillo, de cada cosa, 5 *dírhems*. Se junta todo, después de ser triturado, tamizado y amasado con arrope de uvas muy aromáticas, y se coloca debajo de la lengua la cantidad de 2 *dírhems* todos los días por la mañana y por la noche. Ciertamente es asombroso,

[1.19] Receta de un remedio beneficioso para la ronquera causada por el calor y para el dolor de garganta. Asimismo, baja la fiebre y calma la sed: Se coge goma arábiga, tragacanto blanco y semilla de cohombro pelada, de cada cosa, 2 *dírhems*; y arrope de regaliz y almidón de cebada o de trigo, de cada cosa, 2 *dírhems*. Se amasa todo con mosto concentrado o con crema de semilla de membrillo o con zaragatona; con eso se

74 v. Índice de pesos y medidas.

hacen unas pastillas que se dejan secar a la sombra y se pondrá una de ellas bajo la lengua por la mañana y por la noche.

[1.20] Receta de unas pastillas beneficiosas para la tos causada por el calor y para la afonía y, también, calmantes de la sed: Se coge 6 *dírhems* de fécula de semilla de cohombro pelada; 7 *dírhems* de arrope de regaliz; y 8 *dírhems* de semilla de verdolaga. Se tritura todo y se amasa con clara de huevo. Con eso se hacen unas pastillas del tamaño de los garbanzos y, una vez se hayan secado a la sombra, se retienen bajo la lengua.

[1.21.] Receta de un remedio **[f.123vº]** suave que alivia a los que padecen tos, cuando lo necesitan, y que no daña el pecho. Asimismo, es beneficioso para el asma y la aspereza de pecho: Se coge el peso de 3 *dírhems* de hojas de violeta machacadas; y 10 *dírhems* de pulpa de cañafístula sin su grano y su tallo. Se lleva al fuego la cañafístula, después de limpiarla, se condensa con 2 onzas de arrope de uva, y, cuando finaliza la condensación, se le añade ½ *dírhem* de violeta machacada y cuajada. Entonces se mezcla todo y se toma un poco diluido en agua en la que se hayan cocido uvas, sebestenes y pasas. La comida será a base de aves pequeñas.

[1.22] Receta de un jarabe de zaragatona beneficioso para el que padece pleuresía y tumor cerebral, y presenta calentura, tos, asperezas, sequedad, deshidratación, fiebre continua y sed: Se coge zaragatona macerada en agua de sandía durante un día y una noche; entonces se extrae su mucílago con un cedazo pequeño, se condensa con arrope de uvas enteras muy dulces y se aparta 1 libra. A continuación, se coge tragacanto blanco, goma arábiga, fécula de semilla de calabaza, almidón, sándalo rojo, semilla de verdolaga y semilla de malvavisco, de cada cosa, 2 meticales; se tritura todo muy bien, se mezcla con lo condensado y se emplea cada día 4 *dírhems* de este preparado por la mañana y al acostarse para dormir. La comida será agua de cebada cocida con cangrejo de río y sebestén. Ciertamente este remedio no tiene igual y es incomparable.

[1.23] Receta de unas pastillas del *Kitāb naṣā'iḥ al-ruhbān*[75] beneficiosas para el esputo de sangre y, también, para laxar el vientre, que compuso Galeno[76] para un joven de 30 años, a quien le fueron muy provechosas. Sus ingredientes son: ámbar amarillo quemado y lavado, coral quemado, acacia lavada, goma arábiga frita, clarión y rosa roja, de cada cosa, 10 *dírhems*; opio y almáciga, de cada cosa, ½ *dírhem*. La dosis es una pastilla tomada con agua fría al acostarse para dormir. Y si se dejan estas pastillas con todos sus componentes, el remedio es de acción más completa y eficaz.

[1.24] Receta de un remedio[77] para la tuberculosis y el acceso agudo de fiebre, que yo mismo he experimentado, del libro de Yūsuf Ibn Ya'qūb[78]: Se coge 20 uvas; 50 sebestenes; 5 granos de higo; y 20 *dírhems* de pasas deshuesadas; 15 *dírhems* de raíz de regaliz; 10 *dírhems* de cebada desmenuzada y pelada; 9 *dírhems* de semilla de adormidera blanca; 56 *dírhems* de malvavisco, de tragacanto blanco y de grano de mirto; y 3 *dírhems* de culantrillo. Se cuece todo en 3 **[f.124r°]** libras de agua, hasta que quede la mitad, y se cuela. Se ha de tomar 4 onzas cada

75 v. Introducción y nota 42.

76 v. Introducción y nota 29.

77 Aquí acaba el Folio 115 del manuscrito de Estambul.

78 v. Introducción y nota 43.

día con violeta y aceite de grano de calabaza. Ciertamente es beneficioso.

[1.25] Receta de un electuario de tusilago que es beneficioso para la dificultad respiratoria y que facilita el esputo de sangre. Asimismo, es resolutivo en los tumores del diafragma conectado con la tráquea causados por el frío: Se coge 20 *dírhems* de harina de haba; 10 *dírhems* de almidón; semilla de cohombro, semilla de melón y semilla de pepino pelada, de cada cosa, 7 *dírhems*; semilla de malvavisco, tragacanto blanco, raíz de regaliz y goma-resina de terebinto, de cada cosa, 5 *dírhems*; y 30 *dírhems* de semilla de adormidera blanca. Se tritura cada cosa por separado, se emulsiona la resina con 100 *dírhems* de miel pura sin escoria, se mezcla con lo triturado y de ello se hacen unas píldoras del tamaño de las avellanas, siendo el peso de cada una de ellas de 2 meticales. Se ha de tomar uno de estos comprimidos, colocarlo bajo la lengua y chuparlo, tragándose a continuación el líquido que se ha disuelto.

[1.26] Receta de un remedio hecho con adormidera del *Kitāb al-adwiya al-murakkaba*[79] de Galeno, que es beneficioso para los resfriados que alcanzan hasta los pulmones, haciéndolos madurar en cualquier tipo de enfermedad. Asimismo, calma la sed y ayuda a conciliar el sueño: Se coge gran cantidad de adormideras frescas[80]; 5 meticales de azafrán -algunos echan 10 meticales-; 10 meticales de jugo de escorzonera; y 10 meticales de acacia. Se limpia la adormidera con agua de

79 v. Introducción y nota 44.

80 En ambos manuscritos se lee con toda claridad la cantidad de 1200 adormideras. Entiendo que se refiere a una ingente cantidad de ellas, por lo que he optado por traducir el texto de esta manera.

lluvia, se condensa esa agua con miel y se le añaden los medicamentos simples hasta tener la consistencia del electuario. Entonces, se aparta y se emplea, tomando una cucharada del preparado por la mañana y al acostarse para dormir.

[1.27] Receta de un remedio de Isḥāq Ibn ʻImrān que es beneficioso para el asma y la tos seca: Se coge raíz de regaliz pelada y machacada, semilla de pepino, semilla de cohombro pelada, sésamo, almendra dulce y tragacanto blanco, de cada cosa, 10 *dírhems*; 5 *dírhems* de grano de membrillo pelado; 1 *dírhem* de azafrán; y 80 *dírhems* de adormidera blanca. Se tritura todo, se tamiza, se mezcla con 100 *dírhems* de arrope de uva fresca, y con eso se hacen unas píldoras del tamaño de las avellanas, siendo el peso de cada una de ellas de 3 *dírhems*. Ha de ingerirse un comprimido por la mañana, y otro, al acostarse a dormir, colocándolo bajo la lengua y chupando el líquido. Y, a continuación, hay que tomar caldo de almidón con aceite de almendra dulce y alfeñique; y, por la noche, sorbete de uva con aceite de almendra, aves pequeñas cocidas, huevos asados o fideos con aceite de sésamo y azúcar. La bebida será agua de granada dulce, manzana y almendra verde; y la comida, corazón de lechuga tierna, pulpa de calabaza, cohombro y pepino. Todo esto es bueno para los que tienen fiebre y padecen tuberculosis **[f.124vº]**; y, además, enfría y apaga el calor.

[1.28] Receta de un remedio asombroso, que es beneficioso para la tos antigua y reciente, si se da junto con fiebre, sed y ardores en el pecho; y también es bueno para la tos seca sin expectoración. Está comprobado: Se coge 1 libra de zaragatona con alfalfa limpia de tierra y semillas, se pone en una marmita de cristal y se le añade 20 libras de agua dulce. A continuación, se pone a fuego lento, hasta que quede la mitad del agua, y se filtra, estando caliente, con un cedazo de cerda. Entonces, se coge el mucílago de la zaragatona que se ha limpiado, se devuelve a la cacerola, se le agrega la cantidad de 2 libras de arrope de uva fresca y azúcar blanca refinada, se pone a fuego lento, y se bate hasta tener la consistencia de la miel. Entretanto, se recoge la escoria de la miel, se filtra también, estando caliente, con un cedazo de cerda, se aparta del fuego, y se deja enfriar. A continuación, se coge semilla de cohombro, semilla de melón y semilla de calabaza dulce pelada, de cada cosa, 15 *dírhems*; almidón, almendra dulce pelada y grano de piñón grande, de cada cosa, 15 *dírhems*; goma arábiga y tragacanto blanco, de cada cosa, 10 *dírhems*; 7 *dírhmes* de raíz de regaliz sin corteza, triturada y tamizada; 7 *dírhems* de anís; 3 *dírhems* de grano de membrillo pelado; 3 *dírhems* de azafrán; 1'5 *dírhems* de opio; 10 *dírhems* de retama, y si se padece de mucho insomnio, se añaden 20 *dírhems* más; 5 *dírhems* de grano de adormidera blanca; y 5 *dírhems* de beleño blanco. Se tritura todo eso, se tamiza individualmente, se amasa con la miel fabricada al principio, hasta tener la consistencia de los *ŷawāriš*[81], poco espeso[82], y se aparta. El enfermo dispondrá de este electuario y, cuando lo requiera, tomará 3 o 4 *dírhems* por la noche o por el día. También se puede poner bajo la lengua, chuparlo poco a poco y luego tragarlo, no siendo posible aumentar la dosis diaria. Ciertamente se trata de un remedio excelente.

---

81 Tipo de remedio electuario del persa *kuwâriš*. v. Introducción y nota 18.

82 Aquí acaba el Folio 116 del manuscrito de Estambul.

[1.29] Y de lo que Al-Rāzī[83] refirió para el tratamiento de la tos seca y la aspereza del pecho está que conviene dar al enfermo cada día un poco de violeta confitada y azucarada, y agua de cebada. También conviene que coma habas peladas con aceite de almendra dulce y armuelle, y que mastique una pastilla, cuya forma de preparación es la siguiente: "Se coge arrope de regaliz y azúcar cande, de cada cosa, 10 *dírhems*; y almidón, tragacanto blanco y almendra pelada, de cada cosa, 5 *dírhems*; se mezcla todo con mucílago de membrillo y se coloca ese preparado debajo de la lengua cada vez que se necesite". Descripción **[f.125rº]** de los alimentos para quien padece tos seca: caldo de cebada bien guisado y aromatizado con aceite de almendra dulce, azúcar pilón y alfeñique *juzā'inī* con jarabe de violeta; en cuanto a las frutas, pasas, higos, caña de azúcar y granadas dulces, servidas con habas peladas; y de bebida, el julepe[84].

[1.30] Receta de un caldo para la tos seca reciente: Se coge un buen puñado de habas grandes blancas, se pelan y se trituran; luego se tamiza lo triturado con un cedazo grueso se coge 30 *dírhems* de ello y se machaca todo. Por otro lado, se macera salvado de flor de harina en agua dulce, que ha de hervir durante un rato, se cuela el agua, se echa con el salvado y se añade al resto de los medicamentos, junto con 10 *dírhems* de aceite de almendra dulce y aceite de sésamo. Se pone en la lumbre, meneándolo continuamente para que no se queme, y, cuando esté bien cocido, se aparta. Aunque este caldo es suave, el enfermo lo tomará poco a poco, pues en él hay exceso de calor.

83 v. Introducción y nota 30.

84 Poción de aguas destiladas, jarabes y otras materias medicinales

[1.31] Receta de otro caldo beneficioso para la tos reciente y la fiebre: Se coge un puñado de salvado de flor de harina y se macera en agua dulce durante un buen rato; a continuación, se cuela el agua con un trapo grueso, se le echa 7 *dírhems* de almidón, 10 *dírhems* de azúcar blanca refinada, 5 *dírhems* de aceite de almendra dulce y aceite de sésamo, se pone a fuego lento, meneándolo constantemente, y, cando esté bien cocido, se aparta y se le da al enfermo a sorbos. Para el paciente que tenga un estado natural y unas disposiciones físicas que no sean calientes, le añadirás ½ *dírhem* de azafrán.

[1.32] Receta de un jarabe de adormidera del *Kitāb al-aqrābāḏīn*[85] beneficioso para la tos seca, la tuberculosis, la respiración fatigosa y el asma, así como los catarros y la tos que no dejan dormir por las noches: Se coge adormidera blanca y negra, de cada una, 100 *dírhems*; semilla de lechuga y semilla de beleño, de cada cosa, 30 *dírhems*. Se mezcla todo eso y se cuece con 500 *dírhems* de agua hasta que queden 200 *dírhems*; entonces, se cuela el agua, se le añade 30 *dírhems* de semilla de lechuga y de mucílago de zaragatona, y 100 *dírhems* de mosto concentrado, se hierve hasta estar espeso y se emplea.

[1.33] Receta de un remedio beneficioso para la tos que se da junto con fiebre virulenta y con esputo espeso de difícil expectoración: Se coge 10 *dírhems* de culantrillo; 5 *dírhems* de semilla de melón; y lacre, semilla de pepino y harina de habas, de cada cosa, 5 *dírhems*. Se mezcla todo eso triturado y tamizado y se amasa con jarabe de violeta. La dosis es de 4 *dírhems*.

---

85 v. Introducción y nota 45.

[1.34] Receta de unas pastillas de adormidera beneficiosas para la tos **[f.125vº]** seca sin esputo y para los resfriados: Se coge 30 *dírhems* de adormidera blanca; semilla de calabaza, semilla de pepino y semilla de beleño blanco, de cada cosa, 15 *dírhems*[86]. Se mezcla todo machacado, tamizado y amasado con mucílago de zaragatona, y con eso se hacen unas pastillas del peso de 3 *dírhems*. La dosis es de una pastilla, tomada con jarabe de adormidera y agua de cebada. Es un remedio excelente para la tos que se da junto con fiebre y poca flema.

[1.35] Receta de unas píldoras, llamadas "defensivas de la tos", que son beneficiosas para la tos seca, causante de agitación y turbación por las noches, si se da junto con fiebre; asimismo protegen de los resfriados: Se coge opio, almidón, goma y arrope de regaliz, de cada cosa, 1 porción. Se mezcla todo, triturado y tamizado, se amasa y con ello se hacen unas píldoras del tamaño de los garbanzos. Se han de tomar de tres a cuatro. Se trata de un remedio muy bueno para los niños que tienen mucha tos, además de persistente.

[1.36] Receta de un remedio que ablanda la naturaleza de los que tienen tos seca; también es bueno para los débiles y delicados de salud, y sirve de reconstituyente y vigorizante: Se coge 2 *dírhems* de flores de violeta y 4 *dāniqs*[87] de escamonea. Se machaca todo, se tamiza y se hierve en agua de cebada bien hecha y cocida, agua[88] de uvas , sebestén, espicanardo y aceite de almendra dulce. Y, cuando se termine la purga, hay

86 En el Ms.de Estambul, 10 *dírhems*. Y añade: almidón y goma arábiga, de cada cosa, 15 *dírhems*.
87 v. Índice de pesos y medidas.
88 Aquí acaba el Folio 117 del manuscrito de Estambul.

que tomar 2´5 *dírhems* de semilla de cohombro, pelado y machacado, junto con la misma cantidad de todo de semilla de adormidera blanca, machacado y batido todo ello en agua en la que se hayan cocido uvas, sebestén y peras, continuando el tratamiento unos días hasta que el dolor amaine.

[1.37] Receta de una pasta beneficiosa para el asma, la respiración fatigosa y la tos seca junto con fiebre: Se coge arrope de regaliz y violeta seca, de cada cosa, 10 *dírhems*; almidón, tragacanto, semilla de malvavisco, semilla de cohombro, semilla de pepino, semilla de verdolaga y semilla de hisopo, de cada cosa, el peso de 2 *dírhems*. Se amasa todo, después de machacarlo y tamizarlo con mucílago de zaragatona. La dosis es de 3 a 4 *dírhems*. Y se ha de tomar guiso de hisopo pequeño, cuya forma de preparación es la siguiente: Se coge 10 *dírhems* de higos amarillos; lo mismo de uvas; 30 granos de sebestén; 10 *dírhems* de pasas deshuesadas; y grano de membrillo, zaragatona, semilla de malvavisco y violeta seca, de cada cosa, 10 *dírhems*. Se cuece todo en 3 libras de agua hasta que ésta se reduzca 1/3, se cuela y se da de beber con 30 *dírhems* del mejunje de antes **[f.126rº]**.

[1.38] Receta de un guiso de hisopo escrito por Yaḥyà Ibn Māsawayh para los que tienen calentura y tos, fiebres altas, tuberculosis y dolor de costados: Se coge 7 granos de higos; hisopo y culantrillo, de cada cosa, 5 *dírhems*; raíz de regaliz pelada, y raíz y semilla de hinojo, de cada cosa, 10 *dírhems*; 10 granos de peras; 20 granos de uvas; 30 *dírhems* de pasas deshuesadas; y 100 granos de sebestén. Se cuece todo en 5 libras de agua dulce, hasta que queden 2 libras, y se toma eso templado junto con 5 *dírhems* de miel rosada[89] o violeta confitada. Si quieres, coge 2 libras de esta agua cocida del mencionado guiso de hisopo, la vuelves a poner en la lumbre y la hierves hasta que se consuma ¼; entonces, le echas 1 libra de alfeñique y ½ libra de mosto concentrado; ½ libra de jarabe de violeta y ¼ de libra de tragacanto. Ciertamente es un electuario excelente para la tos y el pecho. A los que tienen fiebre, también se les puede dar de beber de 1/3 a ½ libra de las siguientes aguas, simples o compuestas: agua de polígala, agua de apio, agua de hinojo, agua de hierba mora, agua de achicoria, agua de llantén, agua de borraja, agua de persicaria y agua de alquequenje. Cualquiera de estas aguas es posible y buena. Asimismo, el paciente puede tomar miel rosada y violeta confitada. Ciertamente estas aguas son muy beneficiosas en el tratamiento médico. Igualmente, se puede tomar agua de calabaza y agua de pepino asado. O bien, se cogen las 2 libras restantes del guiso de hisopo, se pone a cocer en la lumbre junto con 1 libra de alfeñique, 1/3 de libra de aceite de almendra dulce y ½ libra de grano de adormidera machacado; se deja que hierva muy bien y se le añade ½ libra de violeta seca triturada y tamizada, ¼ de libra de tragacanto blanco y ¼ de libra de goma; luego se aparta en un recipiente de cristal y se emplea. Se trata, efectivamente, de un remedio beneficioso para la tos, la tuberculosis, y el dolor de espalda y los costados debido al calor.

[1.39] Receta de un jarabe de hisopo tradicional, que es beneficioso para la tos provocada por vapores calientes atrabiliosos; asimismo es suave para el pecho y muy bueno para la obstrucción de hígado: Se coge 10 *dírhems* de raíz de regaliz pelada y

89 *Ŷulanŷabīn*, en árabe. Se trata de compota de miel y rosas.

triturada; pasas deshuesadas, uvas, peras y sebestén sin peciolos, de cada cosa, 10 *dírhems*[90]; semilla **[f.126vº]** de malvavisco y culantrillo, de cada cosa, 4 *dírhems*; 3 granos de higos blancos; hisopo y marrubio, de cada cosa, 2 *dírhems*; 1 metical de semilla de alholva; 2 *dírhems* de tragacanto blanco; otros 2 *dírhems* de semilla de lechuga; y lo mismo de maro[91]. Se mezcla todo machacado y se cuece en 5 libras de agua dulce a fuego lento hasta quedar 2 libras; entonces, se macera, se cuela y se bebe cada día 1/3 de este preparado, junto con 1 onza de violeta confitada, además de 5 *dírhems* de retama y de semilla de cañafístula. Se tomará este remedio durante 3 días; y la comida se hará a base de pollitos con semilla de verdolaga o solos.

[1.40] Receta de un jarabe que compuso Ibn Al-Ŷazzār[92] porque la atmósfera de su país se vio afectada por una excesiva sequedad, debida a la falta de lluvias y una sucesión de fuertes vientos, lo cual provocó la extensión en la mayoría de la población de una gripe de causa caliente, así como también de tos, catarros, resfriados calientes y neumonía. Es un remedio muy beneficioso, y todos los que lo han tomado, lo han elogiado. Sus ingredientes son los siguientes: uvas y sebestén sin peciolos, de cada cosa, 100; flores de violeta y retama, de cada cosa 20 *dírhems*[93]; y semilla de malvavisco y semilla de membrillo, de cada cosa, 5 *dírhems*. Se mezcla todo, se cuece en una marmita con 8 libras de agua hasta que quede la mitad, se cuela y

90 El Ms. de Estambul: 1 puñado; cáscara de raíz de apio y cáscara de raíz de hinojo, de cada cosa, 10 *dírhems*.

91 En el Ms. de Estambul falta el maro como ingrediente.

92 v. Introducción y nota 33.

93 Aquí acaba el Folio 118 del manuscrito de Estambul.

se pone de nuevo en la lumbre a fuego lento junto con 2 libras de azúcar blanca refinada y 1 libra de agua de granada dulce. A continuación, se le quita la espuma hasta tener la consistencia del julepe, y, cuando suceda esto, se deja enfriar y luego se aparta. La dosis es de 1 onza, aplicándose cuando hay sed y sequedad y utilizándolo al acostarse para dormir. Este remedio beneficia la tos y la debilidad; y es conocida la rapidez de su éxito en las enfermedades de la mala respiración, el enflaquecimiento, la tos, la fiebre y el dolor de pecho y pulmón.

[1.41] Receta de unas pastillas de adormidera beneficiosas para el esputo de sangre, la tos, la fiebre y el dolor de pecho y de pulmón: Se coge rosa roja sin peciolos y goma, de cada cosa, 4 *dírhems*; almidón, tragacanto blanco, grano de adormidera y arrope de regaliz, de cada cosa, 2 *dírhems*; y clarión y azafrán, de cada cosa, ½ *dírhem*, Se tritura todo, se tamiza, se amasa con melote condensado y se toma junto con retama o guiso de hisopo.

[1.42] Y escribió Isḥāq Ibn ʻImrān para un hombre que echaba sangre y pus de su pecho lo siguiente, que está comprobado: Se tomará 5 *dírhems* de rosa confitada azucarada amasada con ½ *dírhem* de goma arábiga y ½ dírhem de semilla de calabaza pelada **[f.127rº]**; y a continuación se tomará un plato de agua de cebada, repitiéndolo por la noche. Comerá huevos asados frescos y uvas; y al agua que beba se le echará goma arábiga y bolo arménico.

[1.43] Receta de un jarabe de violeta beneficioso para la pleuresía y la tos seca producida por el calor: Se coge violeta fresca y grano de mostaza, de cada cosa, 10 *dírhems*; 20

dírhems de tragacanto blanco; 15 *dírhems* de semilla de malvavisco; y 10 *dírhems* de goma arábiga. Se pone todo en un recipiente, se le vierte 10 libras de agua hervida y se deja un día y una noche. Entonces se pone a hervir hasta que se evapore 1/3 de agua, se macera, se le añade la cantidad suficiente de alfeñique blanco de buena calidad y colado, y se cuece hasta tener consistencia. Se aparta del fuego y se toma del preparado junto con 2 *dírhems* de zaragatona por la mañana y por la tarde. También se puede mezclar con agua de cebada y se emplea cuando hay sed, pues ciertamente este remedio calma la sed.

[1.44] Receta de un aceite que compuso Ibn Al-Ŷazzār para una mujer joven aquejada de tos seca, excesiva delgadez y de naturaleza quejumbrosa y difícil trato, y ella se benefició mucho con este remedio: Se coge grano de mostaza y semilla de malvavisco, de cada cosa, 10 *dírhems*; y flores de violeta, fécula de semilla de melón, fécula de semilla de calabaza y tragacanto blanco, de cada, 5 *dírhems*. Se junta todo en 1 libra de agua de granada y agua de calabaza asada con ½ libra de aceite de violeta y ½ libra de aceite de almendra dulce y se cuece a fuego lento hasta que se evapore el agua; entonces, se aparta y se filtra el aceite en un recipiente de cristal. La dosis es de 5 *dírhems* combinados con agua. Ciertamente, se trata de un remedio calmante y descongestionante.

[1.45] Receta de unas pastillas beneficiosas para la ronquera del libro[94] de Al-Rāzī: Se coge goma arábiga, tragacanto blan-

---

94 No se especifica a qué obra de Al-Rāzī se refiere Abulcasis en esta receta. Por el contexto y el contenido básicamente farmacológico del tratado, posiblemente sea el *Kitāb al-aqrābāḏīn* (Libro de

co, arrope de regaliz, almidón, fécula de semilla de cohombro, de pepino y de calabaza, y semilla de verdolaga, de cada cosa, 2 meticales: ¼ de metical de azafrán; y 2 *dírhems* de alfeñique. Se tritura todo, se tamiza y se amasa con mucílago de grano de membrillo. Con eso se fabrican unas pastillas del tamaño de las habas, que se han de poner bajo la lengua y, una vez disueltas, tragarse su líquido. A continuación, hay que tomar caldo hecho con fécula de trigo y aceite de almendra, y caldo preparado con huevos, fideos y alfeñique. Está comprobado.

[1.46] Receta de un jarabe de uvas y sebestén beneficioso para los que tienen tos y sequedad en el pecho por el calor; así como también para los tuberculosos y para los endebles y los decaídos. Es muy eficaz: Se coge uvas y sebestén sin peciolos, de cada cosa, 100 unidades; raíz **[f.127vº]** de regaliz pelado por arriba, 20 *dírhems*; culantrillo, flores de violeta y semilla de malvavisco, de cada cosa, 10 *dírhems*; y grano de mostaza, semilla de adormidera blanca, semilla de lechuga, tragacanto blanco y cebada pelada, de cada cosa, 8 *dírhems*. Se mezcla todo triturado, y se cuece en 10 libras de agua a fuego lento, después de macerarlo un día y una noche, hasta que queden 2 libras. A continuación, se filtra y lo que se ha colado se vuelve a poner en la lumbre y se le añade 4 libras de alfeñique o azúcar blanca refinada o arrope de uva. Luego se cuece a fuego lento hasta que tenga[95] la consistencia de los jarabes y se aparta en un frasco. La dosis es de 1 a 2 onzas disueltas en la misma cantidad de agua fría. Ciertamente es un remedio beneficioso.

---

los medicamentos compuestos o Libro de los compuestos). Así lo he interpretado. Veáse nota 45.

95 Aquí acaba el Folio 119 del manuscrito de Estambul.

[1.47] Receta de un aceite beneficioso para la tos sobrevenida por el calor, que fue escrita por Ibn Māsawayh: Se coge semilla de malvavisco, hojas de violeta, raíz de regaliz y pasas deshuesadas, de cada cosa, 10 meticales; y 100 meticales de grano de granada dulce. Se trituran los medicamentos simples, se macera lo triturado en agua de granada durante una noche, se le añade 50 meticales de aceite de violeta y se cuece a fuego lento hasta que se evaporen 2/3 del agua y quede 1/3. Entonces se filtra el aceite suavemente y se aparta en un frasco. La dosis es de 1 metical con 6 meticales de mucílago de zaragatona, que ha de tomarse bebido. Se trata de un aceite de éxito rápido,

[1.48] Receta de un jarabe de adormidera que calma la tos sobrevenida por el calor y los resfriados que bajan de la cabeza: Se coge 40 *dírhems* de adormidera blanca; 20 *dírhems* de raíz de regaliz pelada por arriba; culantrillo, malvavisco, tragacanto blanco, grano de mostaza, semilla de cohombro y semilla de melón, de cada cosa, 6 *dírhems*; y sebestén sin peciolos y uvas gordas, de cada cosa, 20 granos. Se junta todo y se cuece en 8 libras de agua de lluvia a fuego lento, hasta que quede 1/3. Entonces se filtra y se echa sobre lo que se ha filtrado 1 libra de alfeñique o 1 libra de azúcar blanca refinada o arrope de uvas. Se vuelve a poner todo en la lumbre y se cuece hasta tener la consistencia de los jarabes. La dosis es de 1 onza. Ciertamente habrá curación.

[1.49] Receta de un remedio beneficioso para la diarrea que aparece junto con calentura y fiebre, y también para la tos y la tuberculosis. Está comprobado: Se coge goma arábiga, bolo arménico y grano de mirto, de cada cosa, 2 meticales; almidón tostado y cangrejos de río quemados y semilla de verdolaga torrada, de cada cosa, 1 metical; y semilla de acedera, clarión, semilla de malvavisco y semilla de pepino, de cada **[f.128rº]** cosa, 1 metical, Se trituran los medicamentos, se tamiza lo triturado y se amasa con aceite de rosa, después de haberlo mezclado con 2 meticales de zaragatona tostada. Hay que tomar 2 meticales de este preparado junto con jarabe de mirto natural, combinado con agua fría. Está comprobado.

[1.50] Receta de unas pastillas ideadas por Isḥāq Ibn Sulaymān[96], que son beneficiosas para el esputo de sangre, y tanto para los tuberculosos como para los que no lo son: Se coge goma arábiga, tragacanto blanco y semilla de verdolaga, de cada cosa, 5 *dírhems*; bolo arménico y tierra jabonera, que es el lodo caliente, de cada cosa, 6 *dírhems*; arrope de regaliz, jugo de bálanos, acacia, cuerno de ciervo quemado y arilo de bellota, de cada cosa, 3 *dírhems*; ámbar amarillo y rosa roja, de cada cosa, 4 *dírhems*; (...)[97] lavada, 5 *dírhems*[98]; grano de adormidera y clarión, de cada cosa, 6 *dírhems*; 15 *dírhems* de cangrejo de río quemado; y 7 *dírhems* de cilantro seco frito. Se tritura todo, se tamiza y se amasa con agua de hojas de rosa fresca o con agua de verdolaga en rama. Se deja secar a la sombra y se toma la cantidad de 2 *dírhems* con 1 onza de agua de llantén y otra onza de agua de hojas de rosa. Después se tomará caldo hecho con harina de cebada frita que se ha de cocer con goma arábiga machacada.

---

96 v. Introducción y nota 34.

97 Hay una mancha en el Ms.de París y falta en el Ms.de Estambul. Hay una palabra ilegible.

98 En el Ms.de Estambul falta: lavada, 5 *dírhems*.

[1.51] Receta de unas pastillas que reúnen acciones y capacidades varias para astringir, secar, fortalecer y enfriar, y que son beneficiosas para todas las clases de esputo de sangre en cualquiera de las vías respiratorias: Se coge bolo arménico, goma arábiga, tragacanto blanco, semilla de verdolaga, clarión blanco y cangrejo quemado, de cada cosa, 2 meticales; cuerno de ciervo quemado, concha quemada, acacia, flor de granado, almidón tostado y grano de mirto, de cada cosa, 2 *dírhems*; y semilla de acedera, grano de mostaza y semilla de llantén, de cada cosa, 3 *dírhems*; y se seca todo en la sombra. La dosis es de 1 pastilla con 2 *dírhems* de arrope de mirto o arrope de membrillo.

[1.52] Receta de unos polvos que cortan la hemorragia en cualquier lugar que se produzca. Además, son astringentes, desecantes y fortalecedores: Se coge concha quemada y cuerno de ciervo quemado, de cada cosa, 10 *dírhems*; ámbar amarillo y coral quemado, de cada cosa, 15 *dírhems*[99]; y 20 *dírhems* de zaragatona frita. Se tritura todo, se tamiza y se toma 2 meticales de ello.

[1.53] Y de lo que beneficia el esputo de sangre está tomar por la mañana y por la tarde 2 *dírhems* de flores de vid con agua de rosa, O bien, se coge ramas de rosa cortadas, se trituran, se exprime su agua, se mezcla con 2 meticales de escorzonera y se toma. O bien, se coge una escudilla de jugo de zaragatona fresca, se mezcla **[f.128vº]** con 2 meticales de ámbar amarillo o bolo arménico o goma arábiga, y se toma.

99 En el Ms.de Estambul: 5 *dírhems*; y añade: 15 *dírhems* de bolo arménico.

[1.54] Remedio que es beneficioso para el esputo de sangre junto con tos[100]: El enfermo ha de tomar semilla de malvavisco con aceite de rosa y agua fría.

[1.55] También beneficia el esputo de sangre y la tos con fiebre coger agua de siempreviva y agua de centinodia, de cada cosa, 20 *dírhems*; se le añade 2 *dírhems* de sándalo y otros 2 *dírhems* de rosa, y ½ *dírhem* de alcanfor; y se bate todo. Luego se venda el pecho con un jirón empapado con este preparado.

[1.56] Receta de un remedio de Galeno que beneficia el esputo de sangre: Se coge jugo de escorzonera, dátiles de granado silvestre y acacia, de cada cosa, ½ metical[101]. Se amasa todo y se toma 1 *dírhem* de ello, o menos, según necesidad.

[1.57] Receta de unas pastillas de Galeno que benefician el esputo de sangre y las úlceras intestinales: Se coge semilla de rosa, opio, acacia, goma arábiga, dátiles de granado silvestre y jugo de escorzonera, de cada cosa, 3 meticales; nuez de agalla, semilla de llantén y su jugo, de cada cosa, 2 meticales; y jugo de lino de la India y jugo de rosa, de cada cosa, 1 metical. Con todo esto se hacen unas pastillas del peso de 1 metical cada una. Algunos añaden ½ onza de jugo de agraz seco.

[1.58] Receta de un remedio de Galeno que beneficia el esputo de sangre: Se coge 1 libra de cohombro de huerta, se corta en trozos pequeños, se vierte encima agua dulce hasta cubrirlo todo y se cuece hasta quedar 1/3 del agua. Entonces se le añade 1,5 meticales de tierra de Samos y se toma. Si no hay de este

100 Aquí acaba el Folio 120 del manuscrito de Estambul.
101 El Ms.de Estambul añade: ½ metical de opio.

tipo de tierra, se pone en su lugar, como sucedáneo, tierra de Armenia. Ciertamente es un remedio muy bueno.

[1.59] Receta concisa de un vendaje que es beneficioso para la tos seca: Se coge corteza de calabaza, se mezcla con harina de cebada y un poco de malvavisco, se bate todo con aceite de violeta y se aplica asiduamente sobre el pecho y el estómago.

[1.60] Receta concisa de un vendaje para el esputo de sangre: Se coge 1 porción de fruto de granado, se quema, se amasa con vinagre y jugo de nuez fresca, y se aplica en untura sobre el pecho.

[1.61] Otro vendaje como el anterior: Se coge semilla de malvavisco, violeta seca o verde, grano de mostaza y zaragatona, y se macera todo en agua durante un día y una noche; luego se tritura muy bien con un poco de harina de cebada y se aplica sobre el pecho. Ciertamente es emoliente, calmante y refrescante.

[1.62] Receta de un jarabe de adormidera que es beneficioso para la pleuresía caliente, el pulmón y la tos; y además también ayuda a dormir con moderación: Se pone a cocer 100 adormideras frescas en agua hasta que se deshagan; entonces se dejan macerar y el agua se filtra. Y si **[f.129rº]** se cuece en 1/3 de esta agua mosto concentrado, se deja hervir hasta llegar a tener la consistencia del julepe, y luego se aparta, este preparado es bueno para la pleuresía y la tos seca que perturba por las noches; si bien se trata de un remedio menos eficaz que el anterior en proteger de los resfriados. Y si se echa por cada libra de esta agua 2 onzas de polígala de zaragatona y 4 onzas de azúcar y se hierve, eso será beneficioso para el asma, la pleuresía caliente y otras fiebres. Y si se añade por cada libra de esta agua 1 onza de jugo de lechuga, será un remedio muy potente. Si necesitas este jarabe y no dispones de adormidera fresca ni de lechuga, entonces se puede preparar con adormidera seca, su cáscara, semilla de lechuga y cocción de cebada, según la siguiente receta: Se coge la misma cantidad de adormidera y de cebada, así como también semilla de lechuga, se cuece de igual manera que el caldo de cebada y se emplea,

[2] **Capítulo 2º: Acerca de los remedios calientes beneficiosos para el tratamiento de la tos fría**

[2.1] Receta de un electuario para la tos proveniente de la flema espesa: Se coge canela de China, semilla de hinojo, incienso, goma de almendra dulce, goma-resina de terebinto y agárico, de cada cosa, 5 *dírhems*; estoraque líquido, almendra dulce pelada y alfóncigo pelado, de cada cosa, 10 *dírhems*; y 20 *dírhems* de pasas. Se trituran los medicamentos secos y se tamizan; luego se combina el estoraque líquido con miel y se macera al sol el incienso en mosto concentrado; a continuación, se trituran muy bien el alfóncigo y la almendra con los medicamentos secos, se amasa todo con la miel mezclada con el estoraque, se aparta en un recipiente y se emplea.

[2.2] Receta de un electuario de adormidera escrita para un hombre extenuado que padecía dolor de pecho, tos húmeda y desechos que, procedentes de la cabeza, habían alcanzado su pecho, y todo le desapareció: Se coge tragacanto blanco y goma de almendra dulce, de cada cosa, 10 *dírhems*; 15 *dírhems* de raíz de regaliz; 5 *dírhems* de olíbano macho; harina de cebada y harina de habas, de cada cosa, 10 *dírhems*; 4 *dírhems* de cáscara de cañafístula; 3 *dírhems* de jengibre seco; 3 *dírhems* de menta; 4 *dírhems* de semilla de cohombro; lo mismo de semilla de melón pelada; 5 *dírhems* de semilla de hinojo; 15 *dírhems* de semilla de adormidera blanca; ámbar amarillo y haba quemada, de cada cosa, 5 *dírhems*[102]; y 2 meticales de azafrán. Se tritura todo, se amasa con alfeñique, según **[f.129vº]** necesidad, hasta tener la consistencia de la miel espesa. El enfermo tomará 2 meticales de ello en las comidas y otros 2 meticales al acostarse para dormir; además se abstendrá de atiborrarse de comida y se aferrará al reposo, el descanso y la tranquilidad. Asimismo, no hará trabajos pesados y se limitará a comer alimentos suaves, como huevos pasados por agua y asados tiernos, pollitos hembras y machos, carnes lechales, pescados pequeños asados, etc.; también evitará comer verduras, leches, quesos y alimentos pesados. Ciertamente el paciente sanará rápidamente, si Dios el Altísimo quiere,

[2.3] Receta de un electuario de clarión, que es beneficioso para la fiebre de la tuberculosis, las úlceras pulmonares, la tos y las úlceras intestinales: Se coge goma y cardamomo, de cada cosa, 6 *dírhems*; jengibre y almidón de trigo, de cada cosa, 12 *dírhems*; 4 *dírhems* de clarión; 2 *dírhems* de azúcar; y semilla de cohombro y grano de piñón pelado, de cada cosa, 60 *dírhems*. Se tritura todo, se tamiza, se amasa suavemente con manteca y miel, se aparta y, cuando se necesite, se toma el preparado lamido con leche de burra o agua caliente.

102 Aquí acaba el Folio 121 del manuscrito de Estambul.

[2.4] Receta de un electuario de alholva beneficioso para la ronquera: Se coge 2 *istārs* de semilla de lino, alholva, almendra dulce pelada y almendra amarga, de cada cosa, 4 *dírhems*; y tragacanto, goma arábiga, raíz de regaliz pelada, almendra de piñón grande pelada y almidón de trigo, de cada cosa, 2 *dírhems*. Se tritura todo, se tamiza, se amasa con melote condensado, se aparta en un recipiente y se emplea. La dosis es de una píldora del tamaño de una avellana con guiso de hisopo.

[2.5] Receta de un electuario de lino beneficioso para la tos seca: Se coge semilla de lino frita, se tritura, se amasa con miel pura sin escoria y con manteca, se aparta y se emplea cuando se necesite.

[2.6] Receta de un electuario de escila que es beneficioso para la dificultad respiratoria, el dolor de pecho y costado, y el asma: Se coge un poco de jugo de escila y de miel pura sin escoria, se condensan conjuntamente y se toma de ello lamido antes y después de las comidas.

[2.7] Receta de un electuario de escila de Ḥunayn Ibn Isḥāq[103], que es beneficioso para todos los tipos de tos: Se coge 3 *dírhems* de escila asada; 2 *dírhems* de raíz de azucena azul; y opio e hisopo, de cada cosa, 1 *dírhem*. Se machaca todo, se tamiza, se amasa con miel pura sin escoria y se emplea.

[2.8] Receta de un electuario de semilla de algodón que ablanda el pulmón: Se coge semilla de algodón y almendra pelada **[f.130rº]**, de cada cosa, 4 *dírhems*; 5 *dírhems* de raíz de

103 v. Introducción y nota 36.

lirio; y la yema de 8 huevos. Se tritura todo, se tamiza, se amasa con manteca de vaca y miel pura sin escoria y se emplea.

[2.9] Receta de un electuario que es beneficioso para la tos húmeda y que también seca. Asimismo, es eficaz para las úlceras pulmonares, el pus y los gases espesos; además, bloquea el vientre y limpia los órganos respiratorios de las impurezas y los desechos: Se coge 10 *dírhems* de olíbano macho; 3 *dírhems* de opio; 4 *dírhems* de azúcar pilón; 1 *dírhem* de arsénico rojo; y ½ *dírhem* de azafrán. Se mezcla todo, después de triturarlo y tamizarlo, se amasa con miel pura sin escoria y se emplea cuando se necesite, La dosis es la cantidad de un garbanzo.

[2.10] Receta de un jarabe de marrubio del *Kitāb naṣā'iḥ al-ruhbān*, de Galeno, que compuso para una mujer que había dado a luz; y aparte de que su menstruo se había interrumpido y de que tenía poca leche, le había sobrevenido inmediatamente después del parto pus, hemorragia, tos y dificultad respiratoria, y se benefició con este remedio: Se coge 6 onzas de jugo de marrubio; 1 onza de laca de buena calidad; y miel, grano de pimienta blanca, olíbano y mirra, de cada cosa, 2 *dírhems*. Se junta el agua de marrubio y la laca en una marmita y se cuece a fuego lento hasta evaporarse 2/3 del agua; entonces se le añade la miel y se deja hervir; y, cuando esté condensado y tenga la consistencia de la miel, se echan los otros medicamentos machacados y tamizados, y se hierve. Cuando todo esté bien mezclado, se aparta en un envase. El paciente tomará una cucharada del preparado, estando en ayunas, y ciertamente su beneficio será evidente en un corto espacio de tiempo.

[2.11] Receta de un remedio de Galeno muy beneficioso para las úlceras pulmonares: Se coge 4 *dírhems* de nardo céltico; 3 meticales de agua de láudano; 2 meticales de junco oloroso; 8 meticales de cañafístula; 10 meticales de canela de China; 3 meticales de incienso; 4 meticales de mirra; y 6 meticales de azafrán. Se mezclan estos remedios, después de triturarlos y tamizarlos, y se cuecen con agua de miel o con jarabe dulce; luego se filtra el preparado y se emplea. Y, cuando el paciente quiera emplearlo, le añades 20 granos de piñón, y que se lo tome hasta estar curado, si Dios quiere.

[2.12] Receta de otro remedio de Galeno que beneficia las enfermedades[104] de los órganos respiratorios, hace madurar los tumores del pulmón y calma el dolor: Se coge incienso, jugo de regaliz y tragacanto blanco, de cada cosa, 8 meticales; y mirra, buglosa y azafrán, de cada cosa, 4 meticales. Se tritura todo, se tamiza, se amasa con miel tibia y se emplea.

[2.13] Receta de un remedio asombroso para la tos del *Kitāb al-sirr*[105], de Al-Rāzī: Se coge arrope de regaliz, almidón **[f.130vº]**, tragacanto blanco y grano de calabaza dulce, de cada cosa, 2 meticales; y el mismo peso de todo[106] de alfeñique *juzā'inī*. Se amasan los medicamentos, después de machacarlos, se disuelve el alfeñique junto con 1 onza de mucílago de membrillo enriquecido en agua de rosa y 2 onzas de miel de uva, y se emplea.

---

104 Aquí acaba el Folio 122 del manuscrito de Estambul.

105 v. Introducción y nota 46.

106 Es decir, 8 meticales

[2.14] Receta de una pasta del *Kitāb al-mayāmir*[107], de Galeno, que es beneficiosa para las enfermedades y las úlceras de la tráquea, el esputo de sangre, el pus y las materias infectas que se aglomeran en el pecho; y también es eficaz para los que respiran con dificultad. Se trata de un remedio muy potente: Se coge goma-resina de terebinto, azafrán, incienso, canela de China y mirra, de cada cosa, 4 meticales; 3 meticales de buglosa; 2,5 meticales de almidón; 2 meticales de cañafístula negra; 3 meticales de tragacanto blanco; otros 3 meticales de pulpa de dátil sirio; 4 meticales de tierra de Samos, que se le denomina "*al-kawkab*"[108]; 3 meticales de lapislázuli puro sin mezclar; 3 meticales de costo, y en otra copia se indica 1 metical; y 4 quilates[109] de miel superior, de excelente calidad. Se cuece la miel y la goma-resina de terebinto en un recipiente múltiple y, cuando empiece a estar compacto, mezcla el lapislázuli con lo que se ha cocido y ponlo a hervir hasta que no llegue a gotear. Entonces apártalo, añádele los medicamentos secos machacados, combínalo todo y empléalo. Ciertamente es un remedio beneficioso, si Dios el Altísimo quiere.

[2.15] Receta de unas pastillas de Al-Rāzī para cuando el enfermo no tiene fiebre ni calentura: Se coge semilla de hinojo, semilla de apio, arrope de regaliz, culantrillo y corazón de almendra en partes iguales; y con todo eso y con mucílago de semilla de lino se hacen unas pastillas. Se ha de tomar 3 *dírhems*.

---

107 v. Introducción y nota 47.

108 Literal: "la estrella".

109 v. Índice de pesos y medidas.

[2.16] Receta de un vapor de Al-Rāzī, que es beneficioso para la tos crónica y el esputo pútrido: Se coge unos trozos iguales de aristoloquia, mirra, estoraque líquido y bezoar; y de arsénico rojo el mismo peso que lo anterior. Se mezcla todo con manteca de vaca, y con eso se hacen unas píldoras del tamaño de las avellanas. El enfermo hará inhalaciones con una de ellas, estando en ayunas.

[2.17] Receta de un caldo beneficioso para la dificultad respiratoria, el catarro y la tos: Se coge ¼ de libra de grano de algodón, se tritura y se tamiza; luego se coge la cantidad de lo que cabe en una palma de la mano, se coloca en una marmita y se le añade ½ libra de agua potable sin sal ni grasa. El paciente tomará de ese caldo estando en ayunas. Hará eso tres veces. Es un remedio beneficioso, si Dios el Altísimo quiere.

[2.18] Receta de un remedio beneficioso para lo mismo: Se coge una porción de incienso; y ajenuz y menta, de cada cosa, ½ porción. Se tritura todo, se amasa con miel pura sin escoria y se come de ello la cantidad equivalente a una avellana estando en ayunas. Ciertamente es un remedio beneficioso con la potestad de Dios.

[2.19] Receta de unas tabletas beneficiosas para los que padecen asma fría[110]: Se coge 2 *dāniqs* de coloquíntida; 1 *dírhem* de arrope de regaliz; ½ *dírhem* de semilla de ortiga; y lo mismo de iris azul. Se junta todo triturado y tamizado, se amasa

110 Se trata del asma inducida por el frío, también conocida como asma de invierno, que ocurre cuando una persona con asma se expone al aire frío y seco, lo que intensifica su condición.

[f.131rº] y con eso se hacen unas tabletas grandes, que se han de tomar una sola vez.

[2.20] Receta de unas tabletas que se retienen en la boca y que sirven para sacar los humores espesos: Se coge arrope de regaliz, pimienta y azúcar en porciones iguales, se amasa todo y con eso se hacen unas tabletas grandes que se han de retener en la boca.

[2.21] Receta de un guiso de hisopo grande que es beneficioso para la tos de mucha humedad, el asma, el pus y los humores espesos aglomerados en el pecho: Se coge la cantidad de 10 higos amarillos; lo mismo de dátiles deshuesados; 5 *dírhems* de alholva; 10 *dírhems* de raíz de regaliz pelada; 7 *dírhems* de culantrillo; raíz de apio, raíz de hinojo, semilla de cohombro y semilla de ortiga, de cada cosa, 5 *dírhems*; 10 hisopos secos; y menta, iris azul y marrubio, de cada cosa, 5 *dírhems*[111]. Se cuece todo en la cantidad suficiente de agua, hasta que se evaporen 2/3 del agua y quede solo 1/3, y entonces, se macera el preparado y se filtra 3 onzas. Y quien quiera convertirlo en jarabe, que cueza todo en agua de miel, lo aparte y lo emplee.

[2.22] Receta de una pasta para el asma, que elimina los humores espesos y el pus del pecho: Se coge 10 *dírhems* de arrope de regaliz; lo mismo de hisopo; 7 *dírhems* de culantrillo; y semilla de ortiga, iris azul, comino bastardo, pimienta, aristoloquia redonda, berro y almendra pelada, de cada cosa, 5

111 En el Ms,de Estambul falta los últimos ingrediente, es decir: 10 hisopos secos; y menta, iris azul y marrubio, de cada cosa, 5 *dírhems*.

dírhems. Se mezcla todo machacado y tamizado, se amasa con miel y se toma de ello 2 meticales junto con guiso de hisopo grande. Ciertamente es un remedio beneficioso.

[2.23] Receta de unas tabletas que se retienen bajo la lengua y sirven para eliminar el pus del pecho y todos los humores: Se coge 5 *dírhems* de arrope de regaliz; mirra, pimienta, comino bastardo y almendra, de cada cosa, el peso de 2 *dírhems*; y 1 *dírhem* de asa fétida. Se tritura todo, se amasa[112] con miel y con eso se hacen unas tabletas que han de retenerse bajo la lengua hasta que se diluyan y luego tragarlas.

[2.24] Recta de unas tabletas de agárico que son asombrosamente muy beneficiosas para la enfermedad del asma, Al-Rāzī refirió que con ellas curó de una manera definitiva a muchas personas: Se coge 3 *dírhems* de agárico; 1 *dírhem* de grasa de coloquíntida; 1 *dírhem* de jugo de cohombrillo amargo; resina de euforbio y grano de mostaza, de cada cosa, 1 *dāniq*; y 3 *dírhems* de arrope de regaliz; con todo eso se hacen unas tabletas y se toman. Estos *dírhems* son 1 hemina[113]. Que lo sepas.

[2.25] Receta de un vapor beneficioso para el asma: El paciente inhalará cada día un vapor de áloe. Ciertamente es asombrosamente muy beneficioso.

[2.26] Receta de otro vapor que beneficia al instante: Se coge arsénico y aristoloquia larga, se machacan, se amasan con manteca de vaca, y con ello que el paciente se haga inhalaciones con la ayuda de un embudo para que el vapor llegue a

112 Aquí acaba el Folio 123 del manuscrito de Estambul.
113 v. Índice de pesos y medidas.

los pulmones. Ciertamente eso será su curación. Ha de hacerlo tres o cuatro veces.

[2.27] Receta de otro vapor para lo mismo: **[f.131vº]** Se machacan arsénico y azafrán en partes iguales, se amasan con manteca de vaca, y con ello que el paciente se haga inhalaciones.

[2.28] Receta de un jarabe de marrubio que es beneficioso para el asma, la respiración fatigosa y dificultosa causada por la flema espesa y viscosa[114]; Se coge el peso de 4 *dírhems* de marrubio; raíz de regaliz pelada por arriba, hisopo, menta de río y culantrillo, de cada cosa, 20 (…)[115]; almáciga, canela de China y jengibre seco, de cada cosa, 2 *dírhems*; líber de raíz de hinojo y líber de raíz de apio, de cada cosa, 10 *dírhems*; almendra y grano de piñón, sin corteza ambos, alholva, semilla de hinojo ancho y anís, de cada cosa, 5 *dírhems*; 100 *dírhems* de pasas deshuesadas; uvas y sebestén, de cada cosa, 100 granos; y 20 granos de higos blancos. Se cuece todo a fuego lento en 10 libras de agua dulce caliente, después de macerarse durante un día y una noche, hasta que queden 4 libras de agua; a continuación, se filtra con un cedazo de cerda y se devuelve lo filtrado a la lumbre con 2 libras de arrope de uvas y 1 libra de alfeñique. Entonces se cuece todo a fuego lento, se le quita la espuma y se le da color con 1 *dírhem* de azafrán. Y, cuando tenga la consistencia de los jarabes, se aparta y se cuela. La do-

114 El Ms.de Estambul: la dificultad respiratoria causada por la abundancia de los humores en el pecho; también es eficaz para la tos causada por la flema espesa y viscosa.

115 Falta la medida de peso. En el Ms,de Estambul, incluso, hay un blanco. Posiblemente sea *dírhems*.

sis es de 1 a 2 onzas con agua caliente estando en ayunas. Ciertamente se trata de un jarabe asombrosamente extraordinario.

[2.29] Descripción de un vendaje beneficioso para la pleuresía y el dolor crónico del pecho, así como también para la tos y la tuberculosis: Se coge eneldo[116], manzanilla, semilla de lino, alholva, malvavisco y habas, de cada cosa, 1 puñado; y unos cuantos granos de harina de cebada tamizados. Se mezcla todo con aceite suficiente y agua caliente y se aplica de ello sobre un jirón con el que se vendará el lugar doliente. Si el enfermo tiene fiebre alta y mucha sed, se añade miel o algún medicamento relajante. Hay quien, según lo que ve, echa también algún ingrediente que caliente.

[2.30] Receta de un vapor para la tuberculosis, la tos seca y el esputo infecto y sanguinolento: Se coge arsénico amarillo, aristoloquia larga y cáscaras de raíces de alcaparro, de cada cosa, 1 porción. Se tritura, se tamiza y se amasa con manteca de vaca, Con eso se hacen unas pastillas del tamaño de las almendras y se apartan, empleándose una de estas pastillas para hacerse una inhalación; y, a continuación, el enfermo tomará un caldo preparado con manteca de oveja.

[2.31] Receta de un caldo beneficioso para la tuberculosis y la tos: Se coge la cantidad de 3 porciones de trigo puro, sin mezcla, triturado; 1 porción de harina de alholva; ½ porción de almidón; 1 porción de alfeñique y de miel; y ½ porción de aceite de almendra dulce. Se cuece todo muy bien, y que el enfermo se lo tome **[f.132rº]**. También lamerá el opiato cuya receta es la siguiente: Se coge 1 onza de alholva, 1 onza de

116 En el Ms.de Estambul: alumbre, vitriolo.

semilla de lino y 2 onzas de jugo de regaliz. Se tritura todo, se tamiza, se mezcla con aceite de almendra dulce y se amasa con miel pura sin escoria. El enfermo chupará un poco de este preparado y ciertamente le será beneficioso.

[2.32] Receta de un electuario, hecho con agua de azufre, que es beneficioso para la tos y la tuberculosis: Se coge la cantidad de 3 libras de agua de azufre y 1 libra de miel. A continuación, se coge alfóncigo sin cáscara, almendra y tragacanto blanco, de cada cosa, 2 onzas. Se tritura todo, se mezcla con miel y se le añade leche de burra o de oveja cocida con agua. Ciertamente es un remedio beneficioso, si Dios el Excelso y el Sublime quiere.

[2.33] Receta de un aceite que se le da de beber a los tuberculosos con agua de cebada y leche de burra, si no tienen calentura ni fiebre. Se trata de un remedio que probó y experimentó Aḥmad Ibn Al-Ŷazzār: Se coge el peso de 4 onzas de pasas deshuesadas, 100 granos de sebestén, 3 onzas de raíz de regaliz pelada y otras 3 onzas de cañafístula; se cuece todo en 5 libras de agua hasta que queden 2,5 libras, y entonces, se le echa leche de oveja[117], 1 onza de leche de vaca, 3 onzas de aceite de sésamo, 2 onzas de aceite de almendra y 1,5 onzas de aceite de semilla de calabaza. Se cuece todo esto hasta que se evapore el agua y solo quede el aceite, se filtra y se emplea según necesidad.

[2.34] Receta de unas pastillas, que se ponen bajo la lengua del *Kitāb al-mayāmir*, de Galeno, beneficiosas para la ronquera: Se coge arrope de regaliz, azafrán, mirra y goma-resina

117 Aquí acaba el Folio 124 del manuscrito de Estambul.

de terebinto, de cada cosa, 13 meticales; 16 meticales de raíz de regaliz; 8 meticales de tragacanto blanco; y 350 granos de sebestén. Se cuece la resina de terebinto con miel y se mezcla con el resto de medicamentos. Se le dará al paciente una pastilla del tamaño de una avellana y él la retendrá bajo la lengua. Ciertamente es un remedio beneficioso para lo que hemos mencionado.

[2.35] Receta de un remedio de excelente aroma tomada del libro[118] de Galeno, que beneficia las enfermedades de la tráquea y las úlceras pulmonares, así como también la epilepsia, la aglomeración de pus en el pecho y el tumor de pulmón: Se coge 2,5 meticales de azafrán; mirra y goma, de cada cosa, 2 meticales; 1,5 meticales de incienso; nardo, canela de China y cañafístula, de cada cosa, 1 metical; y 1 *quṭūlī*[119] de miel pura. Se cuece la miel con la goma hasta cuajarse y tener la consistencia de la saliva, y, si se le echa un poco en agua fría, no se extiende. Luego se añaden los medicamentos secos triturados y machacados, se mezcla todo muy bien, se aparta y se emplea. Se le dará al enfermo una pastilla del tamaño de una avellana y que él la retenga bajo la lengua. Ciertamente es un remedio beneficioso, si Dios el Altísimo quiere.

---

118 No se especifica a qué obra de Galeno se refiere Abulcasis en esta receta. Por el contexto, y ya que lo cita en la receta anterior posiblemente sea el *Kitāb al-mayāmir* (Libro de los sermones). Así lo he interpretado.

119 v. Índice de pesos y medidas: 1 *quṭūlī* equivale a 7 onzas, así lo indica Ibn Sīnā en el tratado X del *Qānūn*. Cf. https://shamela.ws/book/10706/2115

[2.36] Receta de un remedio del **[f.132v°]** *Kitāb Ahrun*[120], que es beneficioso para los bubones del pecho u otros órganos internos del cuerpo: Se coge sal amoniacal y sarcocola, de cada cosa, 1 *dírhem*; 2 *dírhems* de gálbano; 3 *dírhems* de incienso; 1 cucharada de miel; y 2 onzas de laca. Se machacan los medicamentos, se amasan con la miel, se le añade la laca y se pone en la lumbre a fuego lento hasta fundirse y estar todo bien mezclado. Se le administrará al enfermo una sola vez; y su comida será sopa con leche fresca e hinojo con aceite de sésamo. Ciertamente es un remedio beneficioso.

[2.37] Receta de un remedio para los catarros del libro[121] de Galeno que beneficia al instante: Se coge pelitre y costo, de cada cosa, 2 meticales; y 1 metical de pimienta blanca. Se tritura, se tamiza y se conserva; y, cuando se tenga necesidad, se aplica un poco de ello en la nariz, y el enfermo lo inhalará al respirar.

[2.38] Otro remedio para los mismo: Se coge 1 metical de pimienta blanca, 1 metical de semilla de ortiga; y costo y mirra, de cada cosa, ½ metical; y se emplea como hemos descrito antes.

[2.39] Receta de una pasta[122] beneficiosa para el que tiene tos: Se coge semilla de lino frita y triturada y pasas deshue-

---

120 Libro de Aaron. v. Introducción y nota 48.

121 No se especifica a qué obra de Galeno se refiere Abulcasis en esta receta.

122 En el texto, en árabe, *nāṭif*, que es un tipo de dulce. También se hace referencia a la crema de malvavisco, un ingrediente de los dulces sirios y libaneses.

sadas, de cada cosa, 1 porción; grano de piñón grande frito y avellana pelada, de cada cosa, 1 *quṭūlī*; 2 onzas de pimienta blanca; 1 onza de azafrán; y 4 libras de miel pura. Se tritura lo que se necesite, y se machaca; luego se cuece la semilla de lino con la miel hasta estar espesarse y cuando lo esté, échale el resto de los ingredientes, mézclalo todo bien, amásalo y haz con ello tres pastillas del tamaño de las avellanas. Hay gente que le echa 1 onza de mirra.

[2.40] Receta de un remedio hecho con marrubio: Se coge mirra, estoraque, jugo de marrubio, bezoar y azafrán, en porciones iguales. Se amasa todo con miel y se emplea.

[2.41] Receta de unas pastillas de Galeno que son beneficiosas para la tos: Se coge pimienta blanca, mirra, bezoar, castóreo, azafrán y opio, de cada cosa, 1 porción; y ½ porción de estoraque; con ello se hacen unas pastillas y se le administran al paciente de tiempo en tiempo.

[2,42] Receta de unas píldoras que son beneficiosas para la tos fría. Están comprobadas: Se coge 2 meticales de anís; ½ metical de costo; 1 metical de mirra; y castóreo, bezoar, pimienta blanca, semilla de beleño, opio y jugo de regaliz, de cada cosa, 1 metical. Se amasa todo con arrope de uvas y con ello se hacen unas píldoras del tamaño de los garbanzos que se tomarán en las comidas y en las cenas.

[2.43] Receta de un remedio de Galeno que beneficia la tos y que es un remedio maravilloso: Se coge la cantidad de 8 meticales de espicanardo; otros 8 meticales de azafrán; 1 metical de aceite de bálsamo de Judea; 8 meticales de nardo; rosa seca y flores de junco oloroso, de cada cosa, 1 metical; costo y cañafístula **[f.133rº]**, por igual; estoraque y mirra, de cada cosa, 3 meticales; 16 meticales de pasas deshuesadas; 6 meticales de jugo de mandrágora; y la cantidad suficiente de miel. Se maceran las pasas en jarabe dulce un día y una noche, se mezclan con los medicamentos secos y se tritura todo conjuntamente. A continuación, se le añade agua de miel, se mezcla, se aparta y se emplea.

[2.44] Receta de un remedio, que está probado, beneficioso para la tos de los niños ya que la quita al instante: Se asa ligeramente un huevo, se machaca 1 *dírhem* de resina de piñón[123] blanco y se le administra al niño. Ciertamente eso hace desaparecer la tos. Asimismo, me he enterado de que con este remedio se curan igualmente los que no son niños, pues también es beneficioso para ellos.

[2.45] Receta de un remedio del *Kitāb Ahrun* que es beneficioso para la tos de los niños y para el asma: Se cogen hojas de albahaca de río y hojas de ruda, se baten con leche de mujer o leche de oveja hasta estar todo bien mezclado y tener la consistencia de la miel, y se le da a chupar al niño del preparado. Ciertamente es beneficioso.

[2.46] Receta de un electuario beneficioso para la ronquera, cuando es causada por flema y humedad: Se coge jugo de hojas de col y se le añade la misma cantidad de miel, o la mitad, si lo quieres más potente. Entonces se cuece todo a fuego lento, hasta tener la consistencia de la miel espesa, y que el paciente tome de ello cada día. Ciertamente es beneficioso.

123 Aquí acaba el Folio 125 del manuscrito de Estambul.

[2.47] De lo que aclara la voz, según Al-Rāzī, está coger pasas deshuesadas y macerarlas en aceite de almendra. Luego, en las comidas y las cenas, coges de 10 a 20 de estas pasas y te comes la cantidad de 1 *dāniq* de ellas en un huevo ligero pasado por agua.

[2.48] Receta de un remedio beneficioso para la ronquera flemática y la tos húmeda: Se coge raíz de regaliz pelada por arriba, tragacanto blanco, pimienta blanca, cañafístula, mirra roja, goma arábiga y olíbano macho, de cada cosa, el peso de 2 *dírhems*; y 1 metical de nardo. Se tritura todo, se tamiza, se amasa con mosto concentrado de buena calidad y alfeñique, se aparta y se emplea.

[2.49] Receta de otro remedio para lo mismo. Es potente y beneficioso: Se coge semilla de lino frita, almendra dulce pelada y almendra amarga, de cada cosa, 3 meticales; y azafrán, canela de China y pimienta, de cada cosa, 1 metical. Se tritura todo, se amasa con miel pura sin escoria, se aparta y se emplea con agua en la que haya hervido raíz de regaliz, reteniendo el remedio bajo la lengua.

[2.50] Receta de un remedio beneficioso para la ronquera: Se coge borraja seca, se cuece muy bien con menta, se le añade un poco de goma arábiga, se mezcla hasta tener la consistencia de la miel y se le administra al paciente por la mañana y por la noche.

[2.51] Según Galeno, si el enfermo que tiene tos y está resfriado o acatarrado toma estoraque líquido estando en ayunas **[f.133vº]**, eso le será beneficioso. Y al que tiene tos de causa fría le beneficia de una forma evidente tomar semilla de lino frita, previamente triturada, tamizada y amasada con la cantidad suficiente de miel pura sin escoria

[2.52] Receta de un *ŷawāriš* de anís, que es beneficioso para la tos flemática, las pústulas, la dificultad respiratoria, el asma y las enfermedades del pecho y el diafragma de los ancianos; asimismo, intensifica la potencia sexual. Está comprobado. Sus ingredientes son: jengibre seco, galanga, almáciga y pelitre, de cada cosa, 1 metical; 2 meticales de semilla de lino frita; 4 meticales de raíz de regaliz pelada; pimienta, canela de China, azafrán, cañafístula e hisopo, de cada cosa, 1 *dírhem*; y anís y alfeñique, de cada cosa, 10 *dírhems*. Se tritura todo, se tamiza y se mezcla con 1 libra de pasas deshuesadas machacadas como el cerebro; se amasa todo después de eso con miel pura sin escoria, se aparta y se emplea por la mañana y por la tarde.

[2.53] Receta de un remedio beneficioso para la tos crónica y el asma: Se coge el peso de 5 *dírhems* de hojas de albahaca de río y de hojas de ruda; y 7 granos de higos; se le añade 3 tazones de agua y se cuece todo hasta reducirse el agua 1/3; luego se cuela y se le administra al enfermo. Ciertamente es beneficioso, si Dios quiere.

[2.54] Receta de un jarabe de marrubio, que es beneficioso para la tos punzante causada por la flema viscosa y la dificultad respiratoria de los ancianos. Es un remedio maravilloso y asombroso: Se coge el peso de 20 *dírhems* de marrubio; 10 *dírhems* de raíz de regaliz pelada por arriba; cáscara de raíz de apio, raíz de hinojo, anís, menta de río, culantrillo e hisopo, de cada cosa, 10 *dírhems*; alholva y semilla de lino, de cada cosa,

2 meticales; 100 *dírhems* de pasas deshuesadas; y 20 granos de higos blancos sin piel. Se junta todo y se cuece a fuego lento en 8 libras de agua hasta que se evaporen 2/3 del agua y quede 1/3. A continuación, se cuela el agua, se vuelve a mezclar todo, se le añade su mismo peso de miel blanca y alfeñique, o solamente miel, según necesidad, y se deja hervir a fuego lento hasta tener la consistencia del julepe. Entonces, se colorea con un poco de azafrán, se aparta y se emplea, cuando se precise.

[2.55] Receta de un guiso beneficioso para el que tiene tos, disnea y dolor de hígado. Es un remedio breve y de éxito rápido: Se coge 1 onza de raíz de regaliz, se tritura y se pone en una marmita con 2 libras de agua. A continuación, se echa 2 meticales de pulpa de semilla de algodón; y almendra amarga y alholva **[f.134r°]**, de cada cosa, ½ onza[124]; y ruibarbo chino, laca, anís y semilla de hinojo, de cada cosa, el peso de 2 *dírhems*. Se macera todo durante un día y una noche, se cuece hasta evaporarse la mitad del agua y, una vez colado el preparado, se toma solo o junto con alguno de los medicamentos de la tos o del hígado. Ciertamente es beneficioso, si Dios el Altísimo quiere.

[2.56] Receta de un remedio del libro de Galeno[125], el cual, haciendo gárgaras con él, es beneficioso para la concentración de las sustancias internas infectas, las úlceras, y el tumor de la úvula, las fauces y la tráquea. Asimismo, corta las hemorragias, si se toma con agua fría la cantidad equivalente a una

124 Aquí acaba el Folio 126 del manuscrito de Estambul.

125 No se especifica a qué obra de Galeno se refiere Abulcasis en esta receta

avellana, o con vinagre y agua. También beneficia a quien orina sangre y al sangrado menstrual abundante, si se aplica sobre el lugar afectado un trozo de lana empapado con el producto. Sus ingredientes son: 1 onza de espliego; canela de China, incienso y azafrán, de cada cosa, ½ onza; pimienta negra, acacia, costo y estoraque, de cada cosa, 4 meticales; y 2 onzas de raíz de regaliz y rosa seca. Se mezcla todo, triturado y tamizado, se amasa con miel cocida y se emplea cuando se necesite, si Dios el Altísimo quiere.

[2.57] Receta de unas pastillas de Galeno que, si se toman con agua fría, cortan cualquier tipo de hemorragia. Y, si se toman con jarabe dulce, son beneficiosas para el que padece dolor de riñones: Se coge opio, canela de China, castóreo y goma arábiga, de cada cosa, 1 metical; costo, pimienta picante y pimienta, de cada cosa, ½ metical; ¼ de metical de azafrán; 1/3 de metical de vino; 1 metical de cáscara de granada silvestre; y 2 meticales de anís. Se machaca todo, se amasa, con ello se hacen unas pastillas del peso de 1 *dírhem* cada una y se emplean cuando se necesiten.

[2.58] Receta de un caldo que limpia el pecho de las humedades y es beneficiosa para la tos: Se coge un puñado de hojas de marrubio fresco, se cuecen en un recipiente de loza con la cantidad de agua necesaria, y, cuando estén bien hechas y maduras, se maceran, se cuelan y se devuelven a la marmita. A continuación, las pones en la lumbre por 2ª vez, se le esparce encima la cantidad de 18 quilates de polvos de céfiro, y según Al-Isrā'ilī[126], 12 *dírhems*; y 3 onzas de grasa de ternero.

126 v. Introducción y nota 34.

Se cuece todo, se echa un poco de sal, se deja enfriar y se le administra al paciente. Ciertamente siempre que lo tome, el remedio le será beneficioso.

[2.59] Receta de un remedio para el que necesita expectorar y le resulta difícil; para el que tiene en el pecho pus acumulado; para el que está afectado por un humor en el pulmón; y, sobre todo, para el que escupe humores espesos: Se coge miel de calidad superior y se cuece **[f.134vº]** hasta condensarse; y, cuando haya 10 libras, le añades pimienta negra, triturada y tamizada, y mirra, de cada cosa, 1 onza. Se machacan la mirra y la pimienta, se amasa todo con la miel que se ha cocido y se le administra al enfermo la cantidad equivalente a una avellana. También con este preparado se pueden hacer unas pastillas y que se las tome el paciente. Ciertamente es un remedio beneficioso, si Dios el Altísimo quiere.

[2.60] Receta de un jarabe que beneficia la dificultad respiratoria causada por la flema y los humores viscosos: Se coge 1 cebolla albarrana, se exprime, se le añade la misma cantidad de miel de calidad superior, se pone en la lumbre y se deja cocer a fuego fuerte. Se ha de tomar una cucharadita[127] de ello cada día antes y después de las comidas.

[2.61] Receta de un jarabe que beneficia la dificultad respiratoria. Se trata de un remedio exitoso y de gran ayuda debido a su eficacia: Se coge pasas sin hueso y alholva lavada, se cuece todo muy bien en agua de lluvia y se cuela, conservando lo

127 Equivale a 1/6 de onza líquida (5 ml) y una cucharada equivale a ½ de onza (15 ml).

que queda. Entonces se aparta y se toma caliente varias veces consecutivas. La dosis es de 1 onza.

[2.62] Receta de un remedio para la dificultad respiratoria y respiración fatigosa, así como también para las anginas: Se coge 1/3 de metical de jugo de cohombrillo amargo –algunos le echan ½ metical-, y [carne de] 3 animales de pasto. Se machaca todo y se le administra al enfermo la cantidad equivalente a un haba con 2 onzas de agua. Ciertamente es un remedio beneficioso.

[2.63] Receta de un remedio para el asma y la dificultad respiratoria: Se coge vinagre de cebolla albarrana y azufre sin pasar por el fuego, de cada cosa, 1 porción, Se machaca todo y se da de beber 1 metical con ojimiel.

[2.64] Receta de un vendaje beneficioso para la exhalación excesiva del pecho, la tos crónica, la tuberculosis, y la contracción y la crispación de los nervios: Se coge la cantidad de 40 *dírhems* de cera; hinojo fresco, goma de almendra y colofonía, de cada cosa, 4 onzas; 1 onza de almáciga; carne de cabra o carne de ternero, aceite de nardo y aceite de manzanilla, de cada cosa, la cantidad suficiente. Se mezcla todo y con ello se hacen unos vendajes. Ciertamente es un remedio beneficioso.

[2.65] Receta de un vendaje resumido que es beneficioso para la tos seca: Se coge harina de cebada, se mezcla con manteca o con aceite de almendra o con aceite de violeta, y se aplica sobre[128] el pecho.

---

128 Aquí acaba el Folio 127 del manuscrito de Estambul.

[2.66] Receta de un remedio que beneficia la tos crónica y la úlcera pulmonar: Se coge un cuenco de piñón fresco, se tritura tal cual, se cuece con ungüento bueno y se toma cada día 4,5 onzas. Ciertamente está comprobado.

[2.67] Receta de un remedio que beneficia el asma y la tos crónica: Se coge azufre viejo sin quemar, semilla de ruda salvaje, aristoloquia larga, absintio y amoniaco, en porciones iguales. Se tritura todo **[f.135rº]** y se emplea durante cinco días.

[2.68] Receta de un remedio de Yaḥyà Ibn Sarafyūn[129] que limpia el pecho y laxa: Se coge 9 *dírhems* de pelitre; 1 *dírhem* de iris; 1 *dírhem* de marrubio; 5 *dírhems* de turbit blanco rallado; 4 *dírhems* de hiera picra; grasa de coloquíntida y sarcocola, de cada cosa, 2 *dírhems*; y 1 *dírhem* de mirra. Se tritura todo, se tamiza con una pieza de seda, se amasa con mosto concentrado, y con ello se hacen unas pastillas. La dosis es de 2 *dírhems* con agua caliente.

[2.69] Receta de unos polvos, perteneciente también a Yaḥyà Ibn Sarafyūn, que han sido probados para el asma, la tos y la dificultad respiratoria: Se coge 3 *dírhems* de agárico; 1 *dírhem* de iris; 1 *dírhem* de marrubio; 5 *dírhems* de turbit blanco rallado; 4 *dírhems* de hiera picra; grasa y sarcocola, de cada cosa, 2 *dírhems*; y 1 *dírhem* de mirra. Se trituran los remedios, se tamizan con una pieza de seda, se amasan con mosto concentrado y con ello se hacen unas pastillas. La dosis es de 2 *dírhems* con agua caliente[130].

---

129 Johannes Serapion: v. Introducción y nota 37.

130 Como se puede apreciar se trata de la misma receta que la anterior, con algunas pequeñas diferencias; por ejemplo, el cambio

[2.70] Otro remedio para el asma. Está comprobado: Se coge 30 [*dírhems*][131] de berro; 20 *dírhems* de sésamo pelado; 7 *dírhems* de hisopo seco; y 20 *dírhems* de alfeñique azucarado, triturado, tamizado y amasado, y se emplea.

[2.71] Otro remedio para el asma. Está comprobado: Se coge 5 *dírhems* de pulmón de zorro disecado en la sombra; 4 *dírhems* de menta salvaje; semilla de apio y espicanardo, de cada cosa, 8 *dírhems*; buglosa y pimienta, de cada cosa, 4 *dírhems*; y 2 *dírhems* de semilla de beleño. Se tritura todo, se tamiza, se amasa con leche de adelfilla, y con ello se hacen unas pastillas del tamaño de los altramuces, que el enfermo deberá tomar al acostarse para dormir. Ciertamente se trata de un remedio que está comprobado.

[3] Capítulo 3º: Acerca de los remedios mixtos de calor y frío

[3.1] Receta de un electuario beneficioso para el dolor de pecho, la respiración fatigosa, la tos fuerte, el asma, la dificultad respiratoria y el diafragma. Está comprobado: Se coge raíz de regaliz pelada por arriba y tragacanto, de cada cosa, 10 *dírhems*; culantrillo y anís, de cada cosa, 5 *dírhems*; menta de río y marrubio, de cada cosa, 3 *dírhems*; 20 *dírhems* de adormidera blanca; y flor de absintio, flor de juncia y clarión, de cada

---

de un ingrediente: el pelitre de la 1ª fórmula por el agárico de la 2ª prescripción; asimismo, en esta última no se especifica que haya grasa de coloquíntida en la composición.

131 Falta el peso. Deduzco que se trata de *dírhems* como el resto de la receta.

cosa, el peso de 2 *dírhems*. Se tritura todo, se tamiza, se mezcla con un poco de aceite de almendra dulce y aceite de violeta, y se amasa con la misma cantidad de todo de arrope de uva de buena calidad, mirobálano émblico y julepe añejo. La dosis es de 3 *dírhems* con agua resultante de la cocción de sebestén y uvas. Y, al acostarse a dormir, hay que coger 1 metical del preparado, colocarlo bajo la lengua y, luego, tragárselo poco a poco. Asimismo, se ha de tomar caldo de almidón enriquecido con la pulpa de 10 almendras peladas y trituradas, 1 metical de alfeñique y 1 metical de azúcar. Y en el momento de administrarse el medicamento se le añade, por ejemplo, agua de cebada muy bien cocida. Y por la noche, se ha de tomar caldo de huevos tiernos asados con 2 granos de pimienta y otros 2 granos de comino blanco.

[3.2] Receta de un electuario de adormidera que **[f.135vº]** el herborista preparaba para el califa 'Abd Al-.Raḥmān Ibn Muḥammad[132], y al que elogiaba y del que sacaba provecho. Este remedio, que es deliciosos, eficaz y bien conocido, tiene los mismos beneficios que los electuarios de adormidera mencionados con anterioridad: Se coge 2 onzas de raíz de regaliz pelada por arriba; semilla de calabaza, semilla de melón, semilla de cohombro y semilla de pepino, peladas todas

132 Se trata del califa 'Abd Al-.Raḥmān Ibn Muḥammad Al-Nāṣir li-Dīn Allāh, más conocido como 'Abd Al-.Raḥmān III (891-961), fue el octavo y último emir independiente, de 912 a 929; y el primer califa omeya de Córdoba, de 929 a 961. En su tiempo se fundó la famosa Madīna Al-Zahrā' (Medina Azahara). Durante su reinado y el de su hijo y sucesor, Al-Ḥakam II, se vivieron uno de los momentos más esplendorosos de Al-Andalus. Véase: María Isabel Fierro Bello, *Abderramán III y el califato omeya de Córdoba* San Sebastián 2011.

ellas, de cada cosa, 5 *dírhems*; semilla de verdolaga, semilla de malvavisco, semilla de lechuga, semilla de hinojo y anís, de cada cosa, 5 *dírhems*; goma arábiga y tragacanto blanco, de cada cosa, 1 onza; 7 *dírhems* de arrope de regaliz de Ṭarṭūs[133]; 5 *dírhems* de grano de piñón limpio; 40 *dírhems* de semilla de adormidera blanca; y 4 onzas de alfeñique *juzā'inī*. Se trituran los medicamentos secos y se machacan las habas cocidas, las simientes peladas y el alfeñique, hasta tener la consistencia del cerebro. Entonces se cuece todo muy bien mezclado, se amasa con miel pura sin escoria, se aparta y se emplea.

[3.3] Receta de un electuario de piñón beneficioso para las úlceras pulmonares, la tos y la inflamación causada por los desechos viscosos y espesos que se aglutinan en el pecho: Se coge almendra de piñón pelada, raíz de iris azul y goma arábiga, de cada cosa, 1 libra; y semilla de lino frita y tamarindo, de cada cosa, 7 libras. Se tritura todo, se tamiza[134], se amasa suavemente con manteca y miel pura sin escoria, y se emplea según necesidad.

[3.4] Receta de un electuario de clarión beneficioso para la tos, el esputo de sangre, los desechos espesos viscosos, el dolor de pecho y las úlceras pulmonares: Se coge 4 *dírhems* de cardamomo; 8 *dírhems* de goma arábiga; almidón, grano de adormidera blanca y jengibre, de cada cosa, 10 *dírhems*; 4 *dírhems* de cañafístula; 40 *dírhems* de azúcar pilón; grano de cohombro y grano de pepino, ambos pelados, de cada cosa, 8 *dírhems*; arrope de regaliz y tragacanto blanco, de cada cosa,

133 Ciudad de la costa de Siria.

134 Aquí acaba el Folio 128 del manuscrito de Estambul.

5 *dírhems*; y semilla de hinojo y semilla de adormidera negra, de cada cosa, 2 *dírhems*. Se tritura todo, se tamiza, se amasa suavemente con miel pura sin escoria y manteca, y se emplea. Es un remedio beneficioso, si Dios el Altísimo quiere.

[3.5] Receta de unas pastillas, de las que se sirvió Ibn Zīrak[135], las cuales son beneficiosas para la tos; asimismo hacen madurar e inhiben las materias nocivas y las sustancias perniciosa para las vías respiratorias: Se coge pasas sin grano, grano de piñón, alfóncigo, almendra dulce pelada, grano de cohombro, grano de pepino, grano de calabaza dulce, tragacanto blanco, grano de adormidera blanca, goma arábiga, arrope de regaliz, semilla de verdolaga, clarión, alfeñique, azúcar blanca refinada, cardamomo **[f.136rº]** y espicanardo, de cada cosa, unas porciones iguales. Se tritura todo, se amasa con agua caliente, y con ello se hacen unas pastillas más grandes que las existentes, las cuales se dejan secar en la sombra, y, cuando se quiera, se ponen bajo la lengua y se chupan. Ciertamente es un remedio asombroso.

[3.6] Receta de una pasta de naturaleza moderada que es beneficiosa para la tos y la dificultad respiratoria y fatigosa: Se coge semilla de cohombro y semilla de melón, ambas peladas, semilla de hinojo, anís, almendra dulce, grano de piñón, goma-resina de terebinto, hisopo y cilantro, de cada cosa, 10 *dírhems*; 3 *dírhems* de azafrán, cáscara de cañafístula, tragacanto blanco y raíz de regaliz pelada, de cada cosa, el peso de 2 *dírhems*; y 1 metical de opio. Se tritura todo, se tamiza y se amasa con 140 *dírhems* de alfeñique blanco

135 v. Introducción y nota 39.

limpio. La dosis es de 1,5 *heminas*, por la mañana en ayunas, junto con un cuenco de agua de endivia, hinojo y apio, que por la noche se pondrá bajo la lengua. A lo largo de la tarde tomará caldo de salvado, almidón con almendras, alfeñique y semilla de hinojo machacada; y, por la tarde, *muzawwara*[136] de cardos, lechuga o acelgas con semillas; y aceite de sésamo, pollitos cocidos y espinacas. Se prohíbe tomar vinagre, miel y lentejas, así como también bañarse, verter agua sobre la cabeza, acercarse al fuego y al polvo, menearse mucho, practicar sexo y fatigarse.

[3.7] Receta de unas pastillas beneficiosas para la tos, el asma y el dolor de pecho y de diafragma; asimismo detiene la sangre mezclada con flema: Se coge raíz de regaliz pelada por arriba, arrope de regaliz, tragacanto blanco, goma de dos almendras, dulce y amarga, goma de ciruelo, almáciga, goma-resina de terebinto, goma de alfóncigo, mirra roja, acacia, ámbar, bolo arménico, sangre de drago, goma arábiga, jugo de bálanos y olíbano, de cada cosa, 2 meticales; y 1 *dírhem* de azafrán. Se tritura todo, se tamiza y se amasa con agua en la que se haya cocido sebestén, y con ello se hacen unas pastillas del tamaño de los dinares, los cuales se dejan secar a la sombra. Se ha de tomar una pastilla con agua de grano u hojas de arrayán, o con agua de verdolaga o de hierba mora. También a lo largo del día se puede poner bajo la lengua y, una vez disuelta, se traga. Ciertamente es un remedio beneficioso para lo que hemos mencionado.

136 Plato magro con legumbres y sin carne.

[3.8] Receta de un remedio que escribió Isḥāq[137] para un hombre aquejado de disnea, ahogos, asma y tos: Se coge harina de habas, harina de garbanzos, almendra dulce, semilla de melón pelada, tragacanto blanco, olíbano, goma-resina de terebinto y anís, de cada cosa, 10 *dírhems*; marrubio, culantrillo, hisopo y menta, de cada cosa, 4 *dírhems*; semilla de beleño blanco, raíz de regaliz y semilla de adormidera blanca, de cada cosa, 10 *dírhems*; y 1 *dírhem* de opio **[f.136vº]**. Se tritura todo y se tamiza; luego se amasa dos veces con la misma cantidad de todos los componentes de miel de tomillo pura sin escoria y se coloca en un recipiente de cerámica plano. La dosis es de 2 *dírhems* del preparado, que se ha de poner bajo la lengua, chuparlo y tragárselo.

[3.9] Receta de unas tabletas de estoraque, de Al-Rāzī, beneficiosas para la tos crónica que impide al enfermo dormir por las noches: Se coge mirra, estoraque y opio, de cada cosa, 1 porción, y con ello se hacen unas tabletas del tamaño de los altramuces. El paciente ha de tomar 1 o 2 de estas pastillas con jarabe de adormidera.

[3.10] Receta de un plato que suaviza el pecho y es bueno para la dificultad respiratoria y los dolores de vientre: Asas cebolla en un horno, la pelas[138] por arriba y se la administras al enfermo con aceite de almendra.

[3.11] Receta de un ungüento que suaviza el pecho y se emplea en el tratamiento de la tos seca y la tuberculosis: Se coge 10 *dírhems* de cera amarilla; 1 libra de aceite de alhelí ama-

137 Se refiere a Isḥāq Ibn ʻImrān. Véase Introducción y nota 28.
138 Aquí acaba el Folio 129 del manuscrito de Estambul.

rillo; 5 *dírhems* de estoraque; y 10 *dírhems* de grasa de pato. Se mezcla todo y se aplica en untura sobre el pecho y la zona afectada de neumonía. Ciertamente está comprobado.

[3.12] Receta de un vendaje beneficioso para la pleuresía y el dolor de pecho; asimismo calma el dolor y hace madurar: Se coge violeta seca, manzanilla, eneldo, salvado, malvavisco, harina de cebada, harina de semilla de lino y harina de alholva; y puede añadirse también ceniza de vid y manteca añeja, si el paciente no presenta mucha fiebre. Se dispone todo como un vendaje y se emplea.

[3.13] Receta de un remedio beneficioso para la neumonía, y que aligera la maduración y facilita el esputo y la expectoración: Se coge arrope de regaliz y violeta seca, de cada cosa, 10 *dírhems*; y almidón, tragacanto, semilla de malvavisco y semilla de hinojo, de cada cosa, 3 *dírhems*. Se mezclan todos los medicamentos, triturados y tamizados, se amasan con mucílago de zaragatona, mucílago de semilla de lino y mucílago de grano de membrillo, y con ello se hacen unas pastillas, las cuales se administrarán con jarabe de violeta.

[3.14] Receta de unas pastillas que alivian a los pacientes afectados por asma virulenta: Se coge 1 *dírhem* de flores de violeta, lo mismo de arrope de regaliz, y 1,5 *dāniqs* de agárico. Se machaca todo, se amasa con agua, se hacen con ello unas pastillas y se toman de una vez.

[3.15] Receta de una cocción de hisopo pequeño, de Al-Rāzī, que es muy buena para la tos que aparece con un poco de fiebre y dureza de pecho: Se coge 20 granos de higos amarillos; 10 granos de uvas; 30 granos de sebestén; 10 *dírhems* de pasas deshuesadas; semilla de malvavisco, semilla de hisopo, grano de membrillo y zaragatona, de cada cosa, 5 *dírhems*; 3 *dírhems* de violeta seca; y 10 *dírhems* de raíz de regaliz pelada y desmenuzada. Se cuece todo en 3 libras de agua, hasta que se evaporen 2/3 de agua y quede 1/3, y se toman 3 onzas con un poco de mermelada de violeta y aceite de almendra dulce.

[3.16] Receta de unas pastillas **[f.137rº]** para el esputo de sangre: Se coge incienso y sangre de drago, de cada cosa, 3 *dírhems*; 5 *dírhems* de ámbar amarillo; y almidón y tierra sellada, de cada cosa, el peso de 2 *dírhems*. Se mezclan los medicamentos, triturados y tamizados, se amasan y con ello se hacen unas pastillas. La dosis es de 1 pastilla con agua de albahaca.

[3.17] Receta de una untura que, aplicada sobre el pecho, corta el esputo de sangre; también sirve para las úlceras pequeñas y para las almorranas: Se coge acacia, jugo de escorzonera, incienso, nuez de agalla, azafrán, mirra, goma arábiga, bolo arménico y opio, de cada cosa, 1 porción. Se juntan estos remedios, triturados y tamizados, se amasan y, cuando se necesite, se aplica de ello en untura sobre el pecho. Y si aparece sangre en la vejiga urinaria y el ano, el remedio se aplica extendido sobre toda la zona del ombligo y el vientre. Para la hemorragia menstrual, con este remedio también se puede hacer una lavativa, y asimismo extenderlo sobre el pubis.

[3.18] Receta de un electuario de adormidera que prescribió Ziyād[139] a un hombre aquejado con dolor de pecho y tos, así

139 Desconozco a quién se puede estar refiriendo Abulcasis con el nombre de Ziyād a secas.

como con abundantes residuos que bajaban de su cabeza al pecho, todo lo cual le desapareció: Se coge tragacanto blanco y goma de almendra, de cada cosa, 10 *dírhems*; 4 *dírhems* de corteza de cañafístula; 3 *dírhems* de jengibre seco; 3 *dírhems* de menta; semilla de cohombro pelado y semilla de pepino, de cada cosa, 4 *dírhems*; 3 *dírhems* de melón; 5 *dírhems* de semilla de hinojo; 15 *dírhems* de adormidera blanca; ámbar amarillo y coral quemado, de cada cosa, 5 *dírhems*; y 1 metical de azafrán. Se tritura todos eso y se amasa con alfeñique derretido al fuego en la cantidad suficiente, hasta tener la consistencia de la miel espesa. Se tomará una cucharada de 2 meticales de este preparado por la mañana y al acostarse para dormir. Igualmente, se evitará atiborrase de comida y moverse mucho, siendo necesario e imprescindible estar tranquilo y descansar, no hacer trabajos pesados y tomar alimentos suaves, como huevos asados tiernos, pollitos machos y hembras, carne lechal, hervido de frutas, pescado fresco asado, etc., rehuyendo de las verduras acerbas, las leches, el queso y los alimentos fuertes. Ciertamente es un remedio beneficioso, si Dios el Altísimo quiere.

[3.19] Receta de unas pastillas de adormidera: Se coge semilla de adormidera blanca, semilla de calabaza y semilla de cohombro, de cada cosa, 10 *dírhems*; almidón, tragacanto, goma y arrope de regaliz, de cada cosa, 5 *dírhems*; incienso macho, bolo arménico, sangre de drago y ámbar, de cada cosa, el peso de 2 *dírhems*; y maro, canela de China y opio, de cada cosa, 1 *dírhem*. Con ello se hacen unas pastillas y se administran **[f.137vº]** con jarabe.

[3.20] Receta de unos polvos que benefician al instante el esputo de sangre[140] procedente del pecho, del *Kitāb al-Kāfī*[141]: Se coge incienso y sangre de drago, de cada cosa, 1 porción; ½ porción de ámbar, hematites y tierra sellada, de cada cosa, 1,5 porciones; y alumbre yemení y flor de granado, de cada cosa, 1 porción. Se tritura todo y se administra 3 *dírhems* de ello junto con 1 quilate de opio, 1 quilate de semilla de beleño y 2 *dāniqs* de canela de China, de nardo, de mirra o de costo, y con este preparado mezclado con agua y vinagre se hacen gárgaras por la mañana y por la noche. Si el enfermo presenta fiebre, lo mejor es administrar este remedio con agua de albahaca o agua de verdolaga, pues así es más eficaz.

[3.21] Receta de un jarabe de regaliz beneficioso para los que tienen tos crónica, y para todas las enfermedades del pecho y el pulmón concernientes a los catarros, los resfriados, las hemorragias y la dificultad respiratoria. También es diurético y febrífugo. De constitución equilibrada, se trata de un remedio que posee muchos beneficios: Se coge 60 *dírhems* de raíz de regaliz pelada por arriba; culantrillo y adormidera blanca, de cada cosa, 20 *dírhems*; hisopo seco, semilla de malvavisco, semilla de hinojo ancho y anís, de cada cosa, 10 *dírhems*; y uvas y sebestén sin pedúnculos, de cada cosa, 1 grano. Se junta todo, se macera en 10 libras de agua caliente durante un día y una noche, y luego se cuece a fuego lento hasta quedar 1/3 del agua. Entonces se deja reposar, se cuela su agua y lo que se ha filtrado se devuelve a la lumbre junto con 2 libras de arrope de uvas lisas y 1 libra de alfeñique, hasta tener la consistencia de

140 Aquí acaba el Folio 130 del manuscrito de Estambul.

141 v. Introducción y nota 49.

la miel. Cuando eso ocurra, se apaga el fuego, se deja enfriar y se aparta. La dosis es de 1 onza del preparado en 4 onzas de agua, que se ha de tomar cuando haya tos. Ciertamente es un medicamento eficaz, si Dios el Altísimo quiere.

[3.22] Receta de un jarabe de hisopo que es beneficioso para la tos causada por los catarros; asimismo suaviza el pecho de la sequedad, elimina la dificultad respiratoria, la disnea punzante y la tos molesta y fatigosa, y es un remedio de constitución equilibrada: Se coge 20 *dírhems* de raíz de regaliz pelada por arriba; líber de raíz de hinojo, líber de raíz de apio, culantrillo e hisopo, de cada cosa, 10 *dírhems*; semilla de malvavisco, semilla de malva, fécula de semilla de cohombro, fécula de semilla de pepino y cebolla pelada, de cada cosa, 3 *dírhems*; uvas y sebestén, de cada cosa, 40 unidades; 30 *dírhems* de pasas deshuesadas; y 10 granos de higos blancos. Se junta todo, se macera en 10 libras de agua caliente y se cuece a fuego lento hasta que queden 5 libras de agua. Luego se aparta, se cuela en un cedazo de cerda y se deja enfriar; entonces se vuelve a poner en la lumbre con 2 libras de azúcar blanca, se cuece a fuego lento hasta tener la consistencia del julepe y se cuela **[f.138r°]**. La dosis es de 1 a 2 onzas mezcladas con agua. Ciertamente es un remedio eficaz. También, como sucedáneo, es posible prepararlo con arrope de uva sin azúcar. Todo eso es beneficioso.

[3.23] Receta de un electuario de regaliz que es beneficioso para expulsar el quimo espeso sanguinolento y que, además, limpia el pecho: Se coge 1 onza de jugo de regaliz; y tragacanto blanco y almendra amarga, de cada cosa, 1 porción. Se tritura todo, se tamiza y se amasa con miel hasta tener la consistencia de la miel espesa. Entonces se aparte y se le administra al paciente una cucharada del preparado del tamaño de la nuez de agalla por la mañana y por la tarde.

[3.24] Receta de un vendaje beneficioso para la pleuresía: Se coge violeta seca, salvado de flor de harina, harina de cebada tamizada, malvavisco, harina de habas, manzanilla y meliloto, de cada cosa, 1 porción igual. Se mezcla todo con cera y aceite de violeta y se aplica en vendajes sobre los costados. Y, si se necesitara hacer madurar, se le puede añadir también col nabatea, alholva y semilla de lino.

[3.25] Receta de unas pastillas que se colocan bajo la lengua, del *Kitāb al-mayāmir* de Galeno: Se coge 60 granos de pasas deshuesadas y otros 60 granos de almendras peladas[142]. Se amasa todo con miel cocida y se le administra al paciente la cantidad equivalente a una avellana del remedio junto con almizcle, poniéndolo bajo la lengua. Ciertamente es beneficioso, si Dios el Altísimo quiere.

[3.26] Receta de un jarabe de adormidera, del *Kitāb al-adwiya al-murakkaba*, de Galeno, que lo preparaba y lo elogiaba para el tratamiento de los resfriados que afectan a la garganta y el pecho, y que se presentan con tos: Se coge 100 adormideras medianas, ni grandes ni pequeñas, se le echa 10 porciones de agua de lluvia o agua dulce filtrada, se introduce todo con el agua caliente en una marmita de hierro y se deja un día y una

142 El texto del manuscrito de Estambul es diferente: Se coge azafrán, tragacanto blanco y arrope de regaliz, de cada cosa, 1 metical; 60 granos de piñón limpios y pelados; y otros 60 granos de almendras peladas

noche. Entonces se hierve hasta que quede 1/3 o 1/4 del agua, se saca la adormidera, se le añade al agua alrededor de 1 hemina de miel, se cuece a fuego lento[143], sin hacer vapor, hasta tener la consistencia de la miel, se aparta y se emplea. Para todo aquel que necesite dormir, se le administrará la cantidad de una cuchara del preparado. En determinados momentos, también se puede echar junto con la adormidera un poco de raíz de regaliz al principio de la cocción, y el remedio entonces es más potente. Si el paciente presenta fiebre, sustancia infecciosa que proveniente de su cabeza alcanza hasta la tráquea y, además, está aquejado de tos que le impide incluso dormir, entonces en lugar de la miel pon un racimo de uvas frescas lisas. La dosis completa es de 2 cucharadas. Pero conviene aumentar la cantidad o rebajarla según la edad, el lugar **[f.138v°]** y el momento del año; pues si hace frío, conviene disminuir la dosis del remedio, y si hace calor, conviene aumentar la dosis. Tienes que saber administrar al paciente una cantidad mayor o menor del remedio, según como sea lo que fluye al pecho y según sea su cantidad. Y esto es algo general y común en todos los capítulos referentes al tratamiento de las enfermedades.

[3.27] Receta de unas pastillas para tomar en el comienzo de la enfermedad, que son beneficiosas para la tos aguda, pues calman el dolor y ayudan a dormir; asimismo son eficaces para el esputo de sangre y pus. Se llaman (…)[144], y proceden del libro[145] de Galeno. Sus ingredientes son: mirra y opio, de cada

---

143 Aquí acaba el Folio 131 del manuscrito de Estambul.

144 Palabra ilegible en ambos manuscritos.

145 No se especifica a qué obra de Galeno se refiere Abulcasis en esta receta. Posiblemente sea el *Kitāb al-adwiya al-murakkaba* (Li-

cosa, 1 porción; se mezclan con un racimo de uvas y con ello se hacen unas pastillas del tamaño de la arveja. Se ha de administrar al paciente un comprimido al acostarse. Se trata de un remedio eficaz para lo que hemos mencionado, si Dios el Altísimo quiere.

[3.28] Receta de unas píldoras para la tos seca: Se coge estoraque líquido y jugo de adormidera, de cada cosa, 1 porción; y ½ porción de azafrán. Se tritura todo y con ello se hacen unas píldoras del tamaño de la pimienta, que el paciente ha de colocar bajo la lengua.

[3.29] Receta de otro remedio de Galeno, al que llamó "el remedio completo", que es totalmente beneficioso para la tos. Él curaba con este medicamento e indicó que es un remedio muy preciado: Se coge 10 meticales de opio, 20 meticales de lechuga, 36 meticales de raíz de opopanax, 14 meticales de mirra, y 9 meticales de azafrán -se le puede echar 1 onza-, y se amasa todo con miel. Se ajustará la cantidad de la dosis del remedio, según sea la fuerza de la dolencia. Si el paciente tiene fiebre, conviene administrar el medicamento con agua; y, si no presenta calentura, con jarabe. Ciertamente se trata de un remedio muy eficaz.

[3.30] Receta de unas pastillas beneficiosas para todos los tipos de tos: Sus beneficios son evidentes al instante: Se coge ½ metical de raíz de regaliz; ¼ de metical de azafrán; 1 metical de mirra, 2/3 de metical de canela de China, 1/3 de metical de semilla de beleño, 2 meticales de adormidera negra, 1/3 de metical de semilla de verbasco, y 1/3 de metical de semilla de

---

bro de los medicamentos compuestos), citado en la receta anterior.

lechuga. Se amasa todo con un racimo de uvas y con ello se hacen unas pastillas, siendo el peso de cada una de ellas de 1 metical. El remedio se administra con 1/3 de *quṭūlī* de jarabe dulce.

[3.31] Receta de un electuario de clarión que confeccionó Ibn Māsawayh para la tos sin esputo. Sus ingredientes son: 4 meticales de clarión, 2 meticales de tierra sellada de Buḥayra[146], 1 metical de nuez moscada, 2 meticales de pimienta picante, y 16 meticales de azúcar pilón. Se tritura todo sin el azúcar, ya que este se tritura aparte, se mezcla todo y se amasa con miel pura sin escoria y manteca de vaca. Se ha de administrar al paciente una cucharada de este preparado al acostarse. Ciertamente es un remedio beneficioso.

[3.32] Receta de un electuario que ideó Isḥāq[147] **[f.139rº]** para la tos de los tuberculosos, especialmente si su tos procede de catarros que afectan al pecho y por cuya causa surgen humores espesos y viscosos: 50 granos de uva; 100 granos de sebestén; 20 *dírhems* de pasas deshuesadas; semilla de malvavisco y semilla de pepino, de cada cosa, 3 *dírhems*; 20 *dírhems* de cangrejos de río; culantrillo, centinodia y lantén, de cada cosa, 1 porción; y 1 onza de palo de regaliz sin corteza. Se junta todo y se cuece a fuego lento en 10 libras de agua, hasta que queden 2 libras; luego se filtra, se le añade 1/3 de libra de mosto concentrado y 2/3 de libra de azúcar pilón, se hierve hasta que tenga la consistencia de la miel y, entonces, se aparta

146 Provincia egipcia costera del mar Mediterráneo, en el noroeste del delta del Nilo, a 135 kilómetros de El Cairo.
147 Se refiere a Isḥāq Ibn ʻImrān. Véase: Introducción y nota 28.

de la lumbre. A continuación, se coge goma arábiga, tragacanto y grano de membrillo, de cada cosa, 8 *dírhems*; 7 *dírhems* de almidón; y 5 *dírhems* de adormidera blanca; se tritura todo eso, se tamiza y se amasa con el medicamento anteriormente cocido. Se administrará este remedio cada día, considerando que no es bueno tomarlo con el estómago lleno, en cuanto que apaga el alimento e impide hacer una buena digestión.

[3.33] Receta de un remedio del libro[148] de Galeno que detiene las hemorragias: Se coge azafrán, mirra, raíz de regaliz, nardo de aroma y acacia, de cada cosa (...)[149]; opio, costo y pimienta, de cada cosa[150], ½ onza; y 4 onzas de rosa seca. Se tritura todo, se tamiza y se amasa con la misma cantidad del conjunto de miel. La dosis es la equivalente a un haba grande.

[3.34] Receta de unas pastillas de ámbar, de Galeno, que son beneficiosas para el esputo de sangre, la tos aguda y crónica, y para los que padecen úlceras pulmonares y hemorragias. Asimismo, son eficaces para los que tienen materia infecta y pus conglomerados en el pecho, y también son beneficiosas para el oído: Se coge 45 meticales de zaragatona; y raíz de regaliz, almáciga, ámbar y azafrán, de cada cosa, 30 meticales. Se limpia la escoria de la zaragatona, se amasa con los otros medicamentos, y con ello se hacen unas pasti-

148 No se especifica a qué obra de Galeno se refiere Abulcasis en esta receta. Tal vez se trate del libro de los medicamentos compuestos.

149 Hay un blanco en ambos manuscritos. Falta el peso. Posiblemente sea *onza*, como el resto de las cantidades de la receta

150 Aquí acaba el Folio 132 del manuscrito de Estambul.

llas. Se administrará al paciente ½ metical de estas pastillas al acostarse.

[3.35] Receta de un remedio del libro[151] de Galeno, llamado "piñón", según lo que encontramos en el libro de Hipócrates[152], que es beneficioso para los que padecen úlceras intestinales y catarros que descienden de la cabeza. Su beneficio es tomarlo en mano: Se coge azafrán, costo, castóreo, ásaro, semilla de beleño, opio y estoraque, de cada cosa, 1 metical -y hay gente que le echa ½ metical de semilla **[f.139vº]** de beleño-. Se amasa todo con miel y se emplea.

[3.36] Receta de un vendaje del *Kitāb Masīḥ*[153], que es beneficioso para el dolor de pecho, la pleuresía crónica, la tos y la tuberculosis: Se coge alumbre, manzanilla, semilla de lino, alholva, malvavisco y habas, de cada cosa, 1 puñado lleno; y 2 porciones de harina de cebada. Se tritura todo, se tamiza y se cuece con un aceite adecuado a la enfermedad: si esta tiende al frío, aceite de alhelí o esencia de jazmín, junto con agua. Se aplicará como vendaje sobre el pecho un jirón empapado con este preparado.

[3.37] Receta de un vendaje que yo he confeccionado y de cuyo beneficio soy sabedor. Es eficaz para el esputo de sangre del pecho, pulmón o de cualquier otra parte interna del cuerpo: Se coge mirra, áloe, olíbano y azafrán, de cada cosa, 1 *dírhem*; acacia, ámbar, sangre de drago, colirio de ajenjo, acíbar

151 No se especifica a qué obra de Galeno se refiere Abulcasis en esta receta. Tal vez se trate del libro de los medicamentos compuestos.

152 v. Introducción y nota 38.

153 v. Introducción y nota 50.

blanco, bolo arménico, aceche, cáscaras de granada, zumaque y nuez de agalla, de cada cosa, 2 *dírhems*; y opio, semilla de beleño, apio, berro y ammi, de cada cosa, 3 *dírhems*, Se amasa todo con vinagre, en el que haya hervido arrayán o cáscaras de granada, y se tritura en el mortero hasta tener la consistencia de la miel. Entonces, se aplica sobre el pecho un jirón embadurnado con este preparado y se deja hasta que el vendaje se seque. Se repetirá la operación muchas veces hasta que el enfermo sane.

[3.38] Receta de un jarabe beneficioso para la ronquera, el dolor de garganta y la afonía: Se coge higo seco o fresco, se cuece muy bien con menta y se filtra. Luego se coge goma arábiga, se machaca y se mezcla con lo anterior hasta tener la consistencia de la miel. Se administrará al paciente por la mañana y por la tarde. Ciertamente está comprobado.

Finalmente os informo de un secreto acerca de las enfermedades del pecho y el pulmón[154]. Sabed que no se consigue la curación de dolencias que afectan al pulmón, relativas a la tos crónica, el esputo de sangre, las materias infectas o el pus, etc., sino con cualquiera de los vendajes externos empleados, pues su beneficio es el más rápido, exitoso y evidente. Yo lo he probado mucho. Y eso se debe a que los vendajes hacen que ningún vapor llegue al pulmón. Guardad este secreto y probadlo como hice yo. Con ello protegeréis al enfermo y lo ayudaréis a restablecer su salud.

154 Falta en el manuscrito de Estambul.

Se acabó el tratado XXII del libro de Al-Zahrāwī. Le sigue en el tratado XXIII el discurso acerca de los vendajes[155].

Doy gracias a Dios, solo a Él. Sus bendiciones sean sobre nuestro Señor Muḥammad, su familia y sus compañeros[156].

---

155 El Ms.de Estambul: Le sigue el tratado XXIII acerca del discurso sobre los vendajes.

156 El Ms.de Estambul: Doy gracias a Dios, solo a Él. Dios bendiga y salve a Muḥammad -no hay más Profeta después de Él-, su familia y sus compañeros.

ÍNDICES Y GLOSARIOS

Índice árabe-español de pesos y medidas

أساتير / إستار : *istār*/-s

أواقٍ ، أواقيّ / أوقيّة : onza/-s

بنادق / بندقة : avellana/-s

حبّات / حبّة : grano/-s

أجزاء / جزء : porción/-es

دوانيق / دانق : *dāniq*/-s

دراهم / درهم : *dírhem*/-s

أرطال / رطل : libra/-s, arrelde/-s

أقساط / قسط : porción/-es

قوطولات / قوطوليّ ، قوطولة : *quṭūlī*/-es

قراريط / قرّاط ، قيراط : quilate/-s

كفوف / كفّ : puñado/-s

أكيال /كيلا ، كيل : *kayl*/-s, hemina/-s

مثاقيل / مثقال : metical/-es

Dāniq = 1/6 de *dírhem*

Dírhem = 3,12 gr

Grano = 0,065 gramos

Hemina = ½ sextario, 16.72 l. aprox.

Istār = 4,5 meticales

Libra = 449,28 gr.

Metical = 4,86 gr.

Onza = 37 gr.

Quilate = 200 mg.

Quṭūlī = 7 onzas

Glosario árabe-español de plantas medicinales y otros términos de interés

آتن ، أتن / أتان : burra/-s

إجّاص : peras, ciruelas

إذخر : junco oloroso

أذن : oído

آس : mirto, arrayán

أسارون : ásaro

استنشاق : inhalación, inhalar

إسفانخ : espinacas

إسقيل : escila, cebolla albarrana

أشجّ ، أشّق: amoniaco, sal amoniacal

أصف : alcaparro

أصول / أصل : raíz/-ces

أغاريقون : agárico

أفسنتين : absintio, ajenjo

أفيون : opio

أقاقيا : acacia

آلام / ألم : dolor/-es

امتصّ : chupar, lamer

أملس ، أملج : mirobálano émblico

أنباط : terebinto

انجبار : tierra de Armenia

انتصاب : respiración dificultosa, respiración fatigosa

انتفع : ser beneficioso, beneficiar

أنجرة : ortiga

أنزروت : sarcocola

أنيسون : anís

انقطاع الصوت : afonía

إيارج فيقرا : hiera picra

إيراسا : iris azul, lirio azul

أيّل : ciervo

بابونق ، بابونج : manzanilla, camomila

باذروج : albahaca

بازرد : bezoar

بواسير / باسور : almorrana/-s, hemorroides

باقلّا ، باقلّى : habas

باه : coito, potencia sexual

بثور / بثر : barrillo/-s, pústula/-s

بحوحة ، بحح ، بحّ الصوت : ronquera, afonía

بخور/ بخر : vapor/-es

بدن : cuerpo

برد : frío

برسام : pleuresía

بسباس : hinojo

برئ : sanar, curarse

برساوشان ، برشاوشان: culantrillo

بزر : semilla

بزرقطوناء : zaragatona

بسد : coral

بصل العنصل : cebolla albarrana, escila

بطّ : pato

بطن : vientre

بطّيخ : melón

بطم : terebinto

بقلة حمقاء : verdolaga

بقر : vaca

بقلة يمانيّة : legumbre del Yemen, acelga

بلسان : bálsamo de Judea, balsamero

بلغم : flema

بنج : beleño

بنادق / بندق : avellana/-s

بنفسج : violeta

بهر : disnea, ahogo, resuello

بول : orina

بيروح : mandrágora

بيض : huevos

تربد : turbit

ترمس : altramuz

ترنجبين : maná de Persia, miel de rocío

تفّاح : manzana

تمر : dátil

تمر هنديّ : tamarindo

تين : higo

ثعلب : zorro

جاوشير : opopanax

جرد : pelar, descortezar

جفت البلّوط : arilo de bellota

جلّاب : julepe

جلّنار : flor de granado

جلنجبين : miel rosada, compota de miel y rosas

جنب : costado

جندبستر، جندبادستر: castóreo

جوز: nuez

جوزبوّا : nuez moscada

حبّة ، حبّ : grano, semilla; pastilla

حبق : albahaca

حجاب : diafragma

حرّ : calor

حرارة : calentura, fiebre, calor

حرف : berro, mastuerzo

حسو : caldo

حصرم : agraz

حضض : licio

حقن ; hacer una lavativa

حلبة : alholva

حلتيت : asa fétida

حلق : garganta

حمّص : garbanzos

حمّاض : acedera, agrilla, acetosa

حماما : buglosa, lengua de buey

حمّيات / حمّى : fiebre/-s

حنجرة : garganta

حنطة : trigo

حنظل : coloquíntida, alhandal

حوّارى : flor de harina, harina fina

حيّ العالم : siempreviva

خوانيق / خانوق : anginas, laringitis

خبّازى : malva

خردل : grano de mostaza

خسّ : lechuga

خشخاش : adormidera

خشونة الصدر : aspereza/rudeza del pecho

خطميّة ، خطميّ : malvavisco

خلّ : vinagre

خلط / أخلاط : humor/-es, ingrediente/-s, componente/-s

خولنجان : galanga

خيار : pepino

خيارشنبر : cañafístula, cassia

خيريّ : alhelí

دارصينيّ : canela de China

دارفلفل : pimienta picante

دبر : ano

دبيلة / دبيلات : dolor/-es de vientre, retortijón/-es

دقّ : triturar

دقّ : acceso de fiebre

دقيق : harina

دلّاع : sandía

دم الأخوين : sangre de drago

دماغ : cerebro

دهن / أدهان : aceite/-s, ungüento/-s

دواء / أدوية : remedio/-s, medicamento/-s

ذات الجنب : neumonía

ذبول : debilidad, enflaquecimiento

رازيانج : hinojo

راوند : ruibarbo

رئة : pulmón

رأس : cabeza

ربّ : arrope

ربو : asma

رجلة : verdolaga

رضّ : triturar

رطوبة / رطوبات : humedad/-es; humor/-es

رمّان : granada

ريح / رياح : gas/-es

ريحان : arrayán

رماد : ceniza

زاج : aceche

زاروند : aristoloquia

زبد : nata, mantequilla

زبيب : pasas

زرنيخ ; arsénico

زعفران : azafrán

زكام : resfriado, catarro

زنبق : lirio, jazmín

زنجبيل : jengibre

زوفاء : hisopo

سلذج : espicanardo, nardo índico

سلذج هنديّ : espicanardo, nardo índico

سبستانة : sebestén

سحج : disentería

سحق : machacar

سدد : obstrucción

سذاب : ruda

سرّة : ombligo

سرطان : cangrejo

سعال : tos

سفّ / سفوف : polvo/-s

سفرجل : membrillo

سقمونيا : escamonea

سكّر : azúcar

سكّرطبرزد : azúcar pilón

سكّرنبات : azúcar cande, azúcar piedra

سكن : calmar

سكنجبين : ojimiel

سلّ : tisis, tuberculosis

سلق : acelga

سليخة : cañafístula

سمّاق : zumaque

سمسم : sésamo

سوء النفس : mala respiración

سنبل : nardo, espiga

سنبل إقليطيّ : nardo céltico, lavándula

سنبل هنديّ : espliego

سوس : regaliz

سوسن : lirio, iris, azucena

سيكران : verbasco

شاة : oveja

شاذنة : hematites, piedra de sangre, piedra de Tor

شبّ : alumbre, vitriolo

شبث : eneldo

شجرة عيون البقر : árbol de los ojos de buey, ciruelo

شحم : grasa, pulpa

شراب : jarabe, sirope

شربة : dosis

شعير : cebada

شكا : estar aquejado

شمع : cera

شوصة : pleuresía

شونيز : ajenuz

شيراج : aceite de sésamo

صبر : áloe, acíbar

صرع : epilepsia

صعتر : tomillo

صفّى : colar, filtrar

صمغ : goma, resina

صمغ عربيّ : goma arábiga

صندل : sándalo

صنوبر : piñón

ضعف : debilidad

ضماد : vendaje, venda

ضيق النفس : asma

طبّ : medicina

طباشير : clarión, tiza, maná de bambú,

طبخ : cocer

طبيعة : naturaleza

طراثيث : bálanos

طلاء : ungüento, untura, laca

طمث : menstruo

طين أرمنيّ : bolo arménico, lodo arménico

طين البحيرة : tierra sellada de Buḥayra

طين شاموس : tierra de Samos

طين مختوم : tierra sellada, lodo sellado, bolo sellado

عاقرقرحا : pelitre, piretro

عجل : ternero, becerro

عجن : amasar

عدس : lenteja

عرق السوس : raíz de regaliz, orozuz

عسرالنفس : dificultad respiratoria

عسل : miel

عصا الراعي : persicaria, centinodia, duraznillo

أعصاب / عصب : nervio/-s

عصير ، عصارة : jugo, zumo, extracto

عطش : sed

عفص : agalla, nuez de agalla

عقاقير / عقّار : droga/-s, fármaco/-s, simple/-s

عقد : condensar, espesar

علل / علّة: enfermedad/-es

علّة الانتصاب : disfunción eréctil

علاج : tratamiento, cura

علك : resina, goma

أعلّاء / عليل : enfermo/-s

عناب ، عنب : uvas

عنب الثعلب : hierba mora, grosella

عنصلان ، عنصل : escila, cebolla albarrana

عود : madera de áloe

غرغر : hacer gárgaras

غنم : ganado menor, ovejas

فانيذ : alfeñique

فراسيون : marrubio

فربيون : euforbio

فستق : pistacho, alfóncigo

فلفل : pimienta

فم : boca

فونج : menta

فونج نهريّ : menta de río, menta acuática

قاقلّة : cardamomo

قاقيا : acacia

قثّاء : cohombro

قثّاء الحمار : cohombrillo amargo

قرحة : úlcera, llaga, herida

قردمانا : comino bastardo, alcaravea bizantina

أقراص / قرص : pastilla/-s, tableta/-s

قرع : calabaza

قسط : costo

قشور / قشر : cáscara/-s

قصبة الرئة : tráquea

قصبة السكّر : caña de azúcar

قطن : algodón

قمح : trigo

قلفونيا : colofonia

قيح : pus

قيموليا : tierra jabonera, arcilla

كافور ; alcanfor

كاكنج : alquequenje

كبد : hígado

كبريت : azufre

كتّان : lino

كرم : vid, viña

كثيراء : tragacanto

كرسنّة : arveja, yero

كرفس : apio

كرنب : col

كزبرة : cilantro

كزبرة بير : culantrillo

كشك الشعير : cocción de cebada

كشمس : pasas

كشوتاء ، كشوت : cuscuta

كلى : riñón

كندر : incienso

كاربا ، كهربا ، كهرباء : ámbar amarillo, karabé

لادن : láudano

لازورد : lapislázuli

لبّ : pulpa, fécula

لبلاب : polígala

لبان : olíbano

لبان ذكر : olíbano macho

لبن : leche

لحاء : líber

لحية التيس : escorzonera, barba de macho cabrío

لسان : lengua

لسان الثور : borraja

لسان الحمل : llantén, plantaina

لعاب : mucílago

لعوق : electuario

لكّ : laca, lacre

لهاة : úvula

لوز : almendra

ماء : agua

مازريون : adelfilla, Daphne Mazereum

ماميثا : ajenjo

مثانة : vejiga urinaria

مثلّث : melote condensado

محرورون / محرور : febril/-es

مخّيطا ، مخّاطا : sebestén

مدّة : pus

مرّ : mirra

مرس : macerar

أمراض / مرض : enfermedad/-es

مرو : maro

مروخ : ungüento, unto

مسلولون / مسلول : tísico-s, tuberculoso/-s

مصطكاء ، مصطكى : almáciga

مطر : lluvia

معاء : intestino

معجون : pasta, opiato, mejunje

ملح : sal

ميبختج : mosto concentrado

ميعة : estoraque

ميعة سائلة : estoraque líquido

ناردين : nardo, lavándula

نافع : beneficioso

نفع : beneficiar, ser beneficioso

نانخاه : ammi

نبيذ : vino

نخالة : salvado

نخل : tamizar

نوازل ، نزلات / نزلة : catarro/-s, resfriado/-s

نسمة : dificultad respiratoria

نشاستج : almidón

نشاء ; almdidón

نعاج / نعج : oveja/-s

نغانغ : fauces, zona uvular

نفث : esputo, expectoración

نفث الدم : esputo de sangre

نفع : beneficiar

نقع : macerar

نوّار : flores

نوم : sueño

هضم : digestión

هندباء : achicoria

وجّ : ácoro

أوجاع / وجع : dolor/-es

ورد : rosa

أورام / ورم : tumor/-es

BIBLIOGRAFÍA

1. Fuentes árabes, estudios sobre Al-Zahrāwī, y obras bio-bibliográficas y de carácter general

- Al-ḌABBĪ, *Bugya al-multamis fī ta'rīj riŷāl ahl Al-Andalus*, ed.F.Codera y J.Ribera, I, Madrid 1884-1885, pp.271-272.

- AL-ḤUMAYDĪ, *Ŷad̲wa al-muqtabis fī ta'rīj 'ulamā' Al-Andalus*, ed. Muhammad Ibn Tawit Al-Tanyi, Al-Qāhira 1952.

- AL-MAQQARĪ, *Nafḥ al-ṭīb min-guṣn Al-Andalus al-raṭīb (Analectes sur l'histoire et la Littérature des Arabs de l'Espagne)*, Leiden 1855-1861; II, pp.119, 125.

- ARVIDE CAMBRA, L.M., "El ms. árabe 5772 de la Biblioteca Nacional de París sobre el *Kitāb al-taṣrīf* de Al-Zahrāwī (c.936-c.1013)", *Actas del VII Congreso Internacional "Encuentro de las Tres Culturas"*, Granada 1992, pp.31-37.

- ARVIDE CAMBRA, L.M., "Al-Zahrāwī y el *Kitāb al-taṣrīf*", *Revista del Instituto Egipcio de Estudios Islámicos*, XXIX, Madrid 1997, pp.123-138.

- ARVIDE CAMBRA, L.M., "Un ejemplo de medicina práctica en al-Andalus: El tratado XIX del *Kitāb al-taṣrīf* de Abū l-Qāsim Al-Zahrāwī (c.936-c.1013)", *Dynamis*, 21, Granada 2001, pp.73-91.

- ARVIDE CAMBRA, L.M., "Algunas recetas de Abulcasis para la salud y el embellecimiento corporal", *Aynadamar*, I, Cádiz 2002, pp.133-146.

- ARVIDE CAMBRA, L.M., "Abulcasis Al-Zahrawi, the Surgeon of Al-Andalus", Proceedings 2nd Pan-American Interdisciplinary Conference (PIC2016), pp.253-260: *European Scientific Journal*, May 2016/Special edition, pp.240-247.

- ARVIDE CAMBRA, L.M., "Medieval recipes for treatment of hair contained in the Kitab al-Tasrif (Book of medical arrangement) of Abulcasis Al-Zahrawi (c.936-.1013)", *Saudi Journal of Medical and Pharmaceutical Sciences* (*SJMPS*),Vol.3, No.5, May 2017, pp.380-383.

- ARVIDE CAMBRA. L.M., "Medieval Recipes Written by Al-Zahrāwī for Health and Skin Care", *Recent Trends in Pharmaceutical Sciences and Research*, Vol.2, Issue 2, MAT Journals, 2020, pp. 8-10.

- ARVIDE CAMBRA, L.M., "Medieval recipes about toothpastes by Abulcasis", *Open Journal of Dentistry and Oral Medicine*, Vol.8, No.1, 2020, pp.7-10.

- ARVIDE CAMBRA, L.M., "Dermatology prescriptions by Abulcasis Al-Zahrawi (c.936-c.1013)", *Advances in Pharmacology and Clinical Trials*, Volume 5, Issue 2, 2020.

- ARVIDE CAMBRA, L.M., "Recipes From Abulcasis Al-Zahrawi (C.936-C.1013) For Cough Treatment", *Global*

Journal of Arts and Social Sciences, Volume 5, Issue 1, June 7, 2023.

- BROCKELMANN, C., *Geschichte der arabischen Litteratur*, I, Leiden 1937, p.239; y *Supplementband*, I, Leiden 1937, p.425.

- CAMPBELL, C., *Arabian Medicine and its influence on the Middle Ages*, Amsterdam 1974.

- CONDE, J.A., *Historia de la dominación árabe en España*, Madrid 1874.

- DOZY, R., *Supplément aux dictionnaires arabes*, 2 tomes. Leyde-Paris 1967, 3eme. edition.

- DOZY, R; ENGELMANN, W.H., *Glossaire des mots espagnols et portugais derivés de l'arabe*, Amsterdam 1965, 2ème.edition.

- DUBLER, C.; TERÉS, E., *La Materia Médica de Dioscórides. Transmisión medieval y renacentista*, II, Tetuán-Barcelona, 1952, 1957.

-ENGESER, M., *Der "Liber Servitoris" des Abulcasis (936-1013). Überzetzung Kommentar und Nachdruck der Textfassung von 1471*, Stuttgart 1986.

- FONT QUER, P., *Plantas medicinales. El Dioscórides renovado*, Barcelona 1985, 9ª edición.

- HAMARNEH, S.K., "The first known independent treatise on cosmetology", *Bulletin of the History of Medicine*, XXXIX, 1965, pp.309-325.

- HAMARNEH, S.K., *History of Arabic Medicine and Pharmacy*, Cairo 1967.

- IBN ABĪ UṢAYBI'A, *'Uyūn al-anbā' fī-ṭabaqāt al-aṭibbā'*, II, Bayrūt 1979, p.85.

- IBN AL-ABBĀR, *Kitāb al-takmila li-kitāb al-ṣila*, ed. Codera, Madrid 1915.

- IBN AL-KHATTABI, *Atteb wa al-atibba fi al-Andalus al-Islamia*, I, Beyrouth 1988, pp.111-274.

- IBN AL-QIFṬĪ, *Ijbār al-'ulamā'*, al-Qahira 1908.

- IBN ṢĀ'ID AL-ANDALUSĪ, *Ṭabaqāt al-ummam*, ed. Hayat 'Ulwan, Bayrūt 1985.

- IBN ŶULŶUL, *Ṭabaqāt al aṭibbā' wa-l-ḥukamā'*, ed. Fu'ād Sayyid, Al-Qāhira 1955.

- IḤSĀN 'ABBĀS, *Rasā'il Ibn Ḥazm*, Bayrut 1981.

- KAḤḤĀLA, 'UMAR R., *Mu'ŷam al-mu'allifīn*, IV, Bayrūt 1988, p.105.

- LECLERC, L., *Histoire de la médecine arabe*, I, Paris 1876, pp.437-457.

- LEVEY, M., *Early Arabic pharmacology. An introduction based on ancient and medieval sources*, Leiden 1973.

- LINDBERG, O.C., *Science in the Middle Ages*, Chicago 1978.

- MEYERHOF, M., "Esquisse d'histoire de la pharmacologie et la botanique chez les musulmans d'Espagne", *al-Andalus*, III, 1935, pp.1-91.

- MEYERHOF, M., *L'explication des noms des drogues. Un glossaire de matière médicale composé par Maïmonide*, Le Caire 1940.

- MIELI, A., *La science arabe et son rôle dans l'evolution scientifique mondiale*, Leiden 1966.

- PALACIOS, S., *Palestra pharmaceutica chymico-galenica*, Madrid 1725.

- SAVAGE-SMITH, E., "Al-Zahrāwī", *Encyclopaedia of Islam*, XI, Leiden 2002, pp.398-399.

- SCHOELER, G., *Arabische Handschriften*, Band II, Stuttgart 1990.

- SEZGIN, F., *Geschichte der arabischen Schrifttums*, III, Leiden 1975, pp.323-325.

- TABANELLI, M., *Albucasis, un chirurgo arabo dell'alto medioevo: la sua epoca, la sua vita, la sua opera*, Firenze 1961.

- ULLMANN, M., *Die Medizin im Islam*, Leiden 1970, pp.149-151.

2. Ediciones y traducciones del *Kitāb al-Taṣrīf*

2.1) Ediciones completas

- SEZGIN, F., Edición facsímil del Ms.502 de la Biblioteca Süleymaniye Umūmī Kütüphanesi de Estambul; publicada por el Institute for History of Arabic-Islamic Science, Johann Wolfgang Goethe-Universität, Frankfurt, 1986.

2.2) Ediciones parciales

- ARVIDE CAMBRA, L.M., *Un tratado de polvos medicinales en Al-Zahrāwī*, Servicio de Publicaciones de la Universidad de Almería, Almería 1994. (Tratado XVI).

- ARVIDE CAMBRA, L.M., *Tratado de pastillas medicinales según Abulcasis*, Almería 1996. (Tratado XVII).

- ARVIDE CAMBRA, L.M., *Un tratado de oftalmología en Abulcasis*, Servicio de Publicaciones de la Universidad de Almería, Almería 2000. (Tratado XX).

- ARVIDE CAMBRA, L.M., *Un tratado de odontoestomatología en Abulcasis*, Servicio de Publicaciones de la Universidad de Almería, Almería 2003. (Tratado XXI).

- ARVIDE CAMBRA, L.M., *Un tratado de estética y cosmética en Abulcasis*, Grupo Editorial Universitario, Granada 2010 (Tratado XIX, Parte II).

- CHANNING, J., *Albucasis de chirurgia. Arabice et Latine*, 2 vols., Oxonii 1778. (Tratado XXX).

- GIL GANGUTIA, C., *La maqāla XVIII del Kitāb al-taṣrīf de Al-Zahrāwī*, Tesis Doctoral, Universidad de Almería, 1995. (Tratado XVIII).

- HAMARNEH, S.K.; SONNEDECKER, G.A., *A pharmaceutical view of Abulcasis Al-Zahrawi in Moorish Spain*, Leiden 1963, pp.81-97. (Tratado XXV).

- SPINK, M.S.; LEWIS, G.L., *Albucasis on surgery and instruments*, London 1973 (Tratado XXX).

- RICIUS, Paul, *Liber theoricae nec non practicae Alsaharavii in prisco Arabum Medicorum conuentu facile principis, qui vulgo acararius dicitur. Alzaharavii Compendium artis medicae*, Augsburg 1490. (Tratados I-II).

2.3) Traducciones parciales renacentistas

- GERARDO DE CREMONA: traducción latina, impresa en Venecia, en 1497, 1499, 1500. Otras ediciones: en Estrasburgo 1506, 1530, 1531, 1532; y en Basilea 1541: *Albucasis methodus medendi cum instrumentis ad omnes fere morbis depictes.* (Tratado XXX)

- SIMÓN DE GÉNOVA & ABRAHAM JUDEUS DE TORTOSA: traducción latina, impresa por Nicola Jenson Gallicum, Venezia 1471: *Liber servitoris.* (Tratado XXVIII).

- PAUL RICIUS: traducción latina, impresa por Segismund Grimm, Augsburg 1490: *Liber theoricae nec non practicae Alsaharavii in prisco Arabum Medicorum conuentu facile principis, qui vulgo acararius dicitur. Alzaharavii Compendium artis medicae.* (Tratados I-II).

- *Explicatio ponderum et mensararum in libris medicis accurrentium.* (Tratado XXIX, Parte V).

2.4) Traducciones parciales modernas

- ARVIDE CAMBRA, L.M., *Un tratado de polvos medicinales en Al-Zahrāwī*, Servicio de Publicaciones de la Universidad de Almería, Almería 1994. (Tratado XVI) (traducción española)..

- ARVIDE CAMBRA, L.M., *Tratado de pastillas medicinales según Abulcasis*, Almería 1996. (Tratado XVII) (traducción española).

- ARVIDE CAMBRA, L.M., *Un tratado de oftalmología en Abulcasis*, Servicio de Publicaciones de la Universidad de Almería, Almería 2000. (Tratado XX) (traducción española).

- ARVIDE CAMBRA, L.M., *Un tratado de odontoestomatología en Abulcasis*, Servicio de Publicaciones de la Universidad de Almería, Almería 2003. (Tratado XXI) (traducción española).

- ARVIDE CAMBRA, L.M., *Un tratado de estética y cosmética en Abulcasis*, Grupo Editorial Universitario, Granada 2010 (Tratado XIX, Parte II) (traducción española).

- GIL GANGUTIA, C., *La maqāla XVIII del Kitāb al-taṣrīf de Al-Zahrāwī*, Tesis Doctoral, Universidad de Almería, 1995. (Tratado XVIII) (traducción española)

- HAMARNEH, S.K.; SONNEDECKER, G.A., *A pharmaceutical view of Abulcasis Al-Zahrāwī in Moorish Spain*, Leiden 1963, pp.98-125 (Tratado XXV) (traducción inglesa)

- LECLERC L., *La chirurgie d'Abulcasis*, Paris 1861 (Tratado XXX) (traducción francesa).

- SPINK, M.S.; LEWIS, G.L., *Albucasis on surgery and instruments*, London 1973. (Tratado XXX) (traducción inglesa).

- SAUVAIRE, H., "Traité sur les poids et mesures par ez-Zahrawy", *Journal of Royal Asiatic Society*, 16, 1884, pp.495-524. (Tratado XXIX, Parte V) (traducción francesa).

APÉNDICE

Folios 122v°-123r°-123v°-124r°. Ms. Árabe 5772 de la Bibliothèque Nationale de París

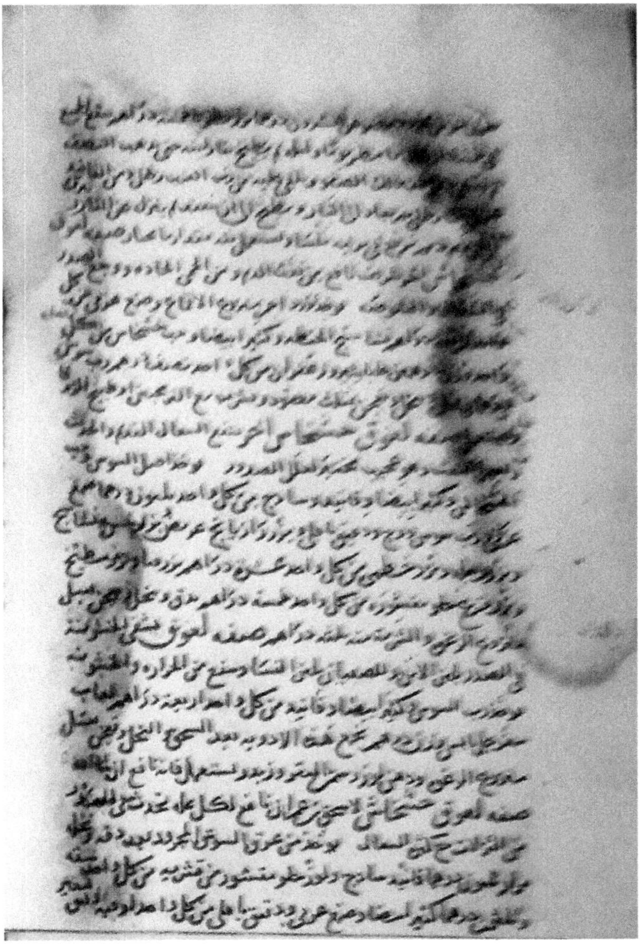

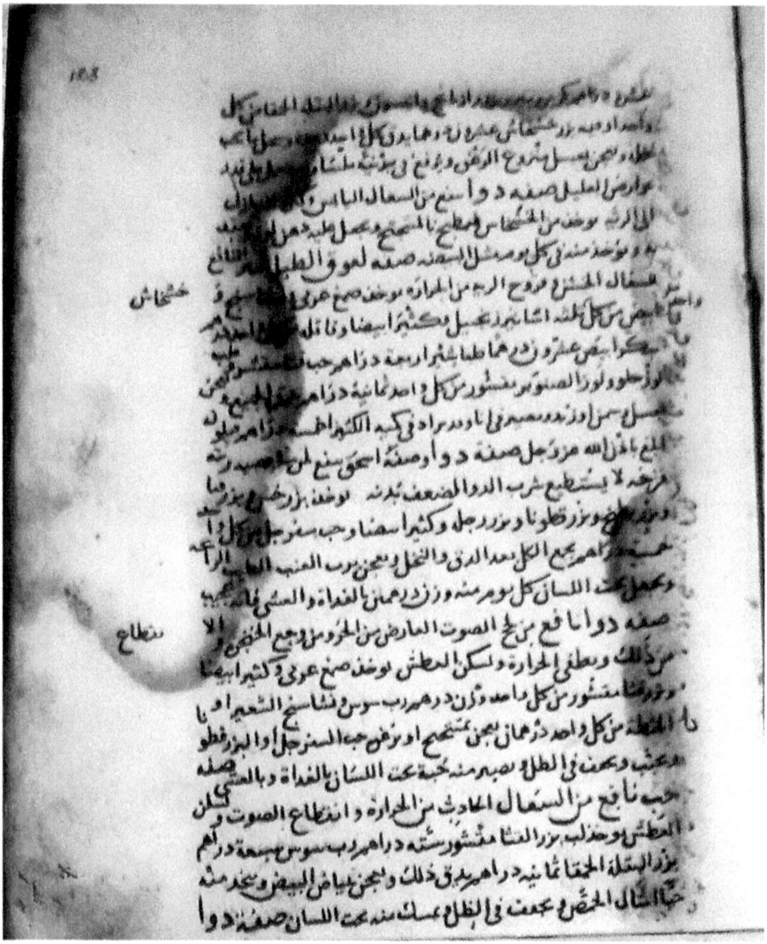

١٨٣

عشرة دراهم [illegible] البقلة الحمقا من كل
واحد اوقيه بزر خشخاش عشرة دراهم يدق كل [illegible] ويجمع
[illegible] ويعجن بعسل منزوع الرغوة ويرفع في برنية [illegible]
عوارض العليل صفة دوا ينفع من السعال اليابس [illegible]
الى الرية يوخذ من الخشخاش فيطبخ بالماء ويعمل طلية [illegible]
به ويوخذ منه في كل يوم مثل البندقة صفة لعوق الطين [illegible]
السعال الخشن ومن وجع الرية من الحرارة يوخذ صمغ عربي [illegible]
ابيض من كل واحد اثنا عشر [illegible] وكثيرا ايضا [illegible]
سكر ابيض عشرون درهما [illegible] اربعة دراهم حب [illegible]
لوز حلو ولوز الصنوبر مقشور من كل واحد ثمانية دراهم [illegible]
بعسل [illegible] الكثيرا [illegible] دراهم
الطبع باذن الله عز وجل صفة دوا وصفة اسحق ينفع لمن [illegible]
مرضه لا يستطيع شرب الدوا الضعيف بدنه يوخذ بزر [illegible]
[illegible] وبزر قطونا وبزر رجلة وكثيرا ايضا وحب سفرجل من كل واحد
خمسة دراهم يجمع الكل بعد الدق والنخل ويعجن برب العنب [illegible]
ويعمل تحت اللسان كل يوم منه وزن درهمين بالغداة والعشي [illegible]
صفة دوا نافع من بحح الصوت العارض من الحر ومن وجع الحنجرة
من ذلك ويطفي الحرارة ويسكن العطش يوخذ صمغ عربي وكثيرا ابيض
[illegible] ونشا مقشور من كل واحد وزن درهم رب سوس ونشا [illegible] الشعير
[illegible] من كل واحد درهمان يعجن [illegible] او بلعاب حب السفرجل او البزر قطونا
[illegible] ويجفف في الظل ويصير منه حبة تحت اللسان بالغداة وبالعشي صفة
حب نافع من السعال الحادث من الحرارة وانقطاع الصوت وتسكين
العطش يوخذ لب بزر القثا مقشور ستة دراهم رب سوس سبعة دراهم
بزر البقلة الحمقا ثمانية دراهم يدق ذلك ويعجن ببياض البيض ويتخذ منه
حبا امثال الحمص ويجفف في الظل ويمسك منه تحت اللسان صفة دوا

خشخاش

انقطاع

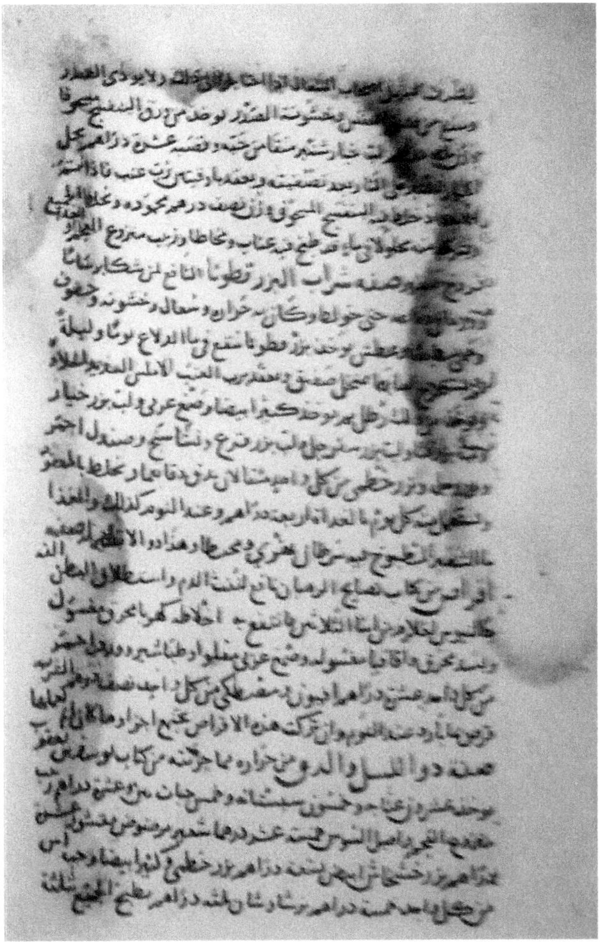

[illegible] صفة شراب البزر قطونا النافع من [illegible]

[illegible]

صفة دوا للسل والدق [illegible]

[illegible]

١٢٤

ارطال ماء حتى يبقى النصف ويصفى واسقي منه اربع اواق كل يوم مع سكنجبين
جزا او دهن حب القرع فانه نافع صفة لعوق سعال نافع من النسمة
يسهل النفث ويحلل اورام الحجاب المتصل نافع للرية [illegible] يؤخذ [illegible]
بالحلو ولوز عشرين درهما نشا سبع عشرة دراهم بزر [illegible] وبزر
خيار مقشر من كل واحد سبعة دراهم بزر خطمي وكثيرا اسفاناخ واصل
السوس وعلك البطم من كل واحد خمسة دراهم بزر خشخاش ابيض [illegible]
درهما يدق كل واحد وحده ونداف العلك مع ماء ثم درهم [illegible]
البيض ثم يعجن به الدواء ويجعل بنادق لكل بندقة مثقال [illegible] يؤخذ منه
واحدة وتجعل تحت اللسان ويمتص ويبلع ما ذاب منها صفة دواء
يصنع بالخشخاش ينفع من النزلات التي تنزل الى الصدر [illegible]
اي علة كانت ويسكن العطش ويجلب النوم من كتاب جالينوس الادوية
المركبة يؤخذ الخشخاش الطري الذي [illegible] خشخاشه زعفران خمسة
مثاقيل وبعض الناس يلقي فيه عشرة مثاقيل قضبان لحية التيس عشرة
مثاقيل [illegible] مثل [illegible] الخشخاش ثم [illegible] العسل
[illegible] حتى يصير مثل اللعوق ويرفع ويستعمل بان يؤخذ منه
[illegible] وعند النوم ملعقة صفة دواء لاسحق بن عمران نافع من ضيق النفس
والسعال اليابس يؤخذ اصل السوس مجرود مرضوض وبزر خيار وبزر
[illegible] مقشور [illegible] ولوز حلو وكثيرا ابيضا من كل واحد عشرة دراهم حب صنوبر
مقشور خمسة دراهم زعفران وزن درهم بزر خشخاش ابيض ثمانية دراهم
يدق الجميع وينخل ويخلط بوزن مائة درهم رب عنب [illegible] بنادق
وزن [illegible] ثلاثة دراهم يؤخذ منه بالغداة [illegible] وعند النوم بندقة صح
تحت اللسان ويمص [illegible]
[illegible] العشي [illegible]
[illegible] وسكر ويمتص بالرمان الحلو والتفاح واللوز الاخضر [illegible]
[illegible] والتين [illegible]

Folio 115. Ms. Árabe 502 de la Süleymaniye Umūmī Kütüphanesi de Estambul

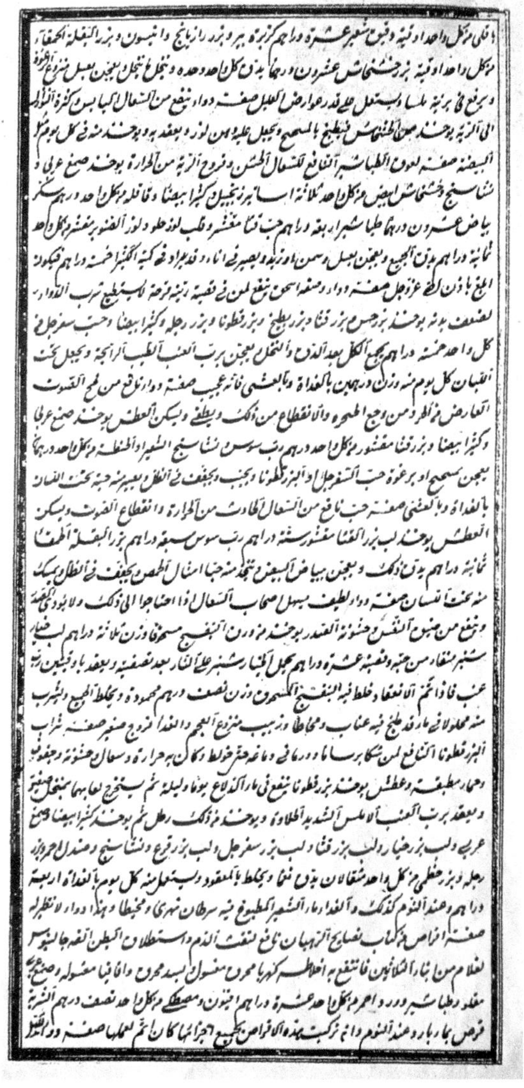